Médecine personnalisée
et bioéthique

L'Éthique en mouvement

Collection dirigée par Christian Hervé

La réflexion multidisciplinaire dans le domaine de la santé et de la maladie est accueillie dans l'espace fourni par cette collection. Cet espace d'accueil appelle les travaux dans ce domaine du laboratoire d'éthique médicale et de santé publique de Necker de la formation doctorale de Paris V-René Descartes et des autres laboratoires d'éthique médicale français, canadiens et d'autres pays, notamment européens.

Déjà parus

Jean-Luc WOLF, *Marianne et Hippocrate dans la tourmente sectaire*, 2017.

Claude ROUGERON, *Pour une éthique renouvelée des pratiques de la santé publique*, 2013.

Henri KREIS, *Les greffes d'organes : une nouvelle fabrique du corps*, 2013.

Patrick NERHOT, *La question de la technique, A partir d'un échange épistolaire entre Ernst Jünger et Martin Heidegger*, 2012.

Teresa LOPEZ DE LA VIEJA (sous la dir. de), E-*Ethique/E-Ethics*, 2011.

Yvanie CAILLE et Michel DOUCIN (sous la dir. de), *Don et transplantation d'organes au Canada, aux Etats-Unis et en France. Réflexions éthiques et pratiques comparées*, 2011.

Yvanie CAILLE et Michel DOUCIN (sous la dir. de), *Réflexions éthiques sur la pénurie d'organes en Europe*, 2010.

Patrice QUENEAU et Bertrand BECOUR, *Etre médecin à Villiers-le-Bel, une éthique au quotidien. Hommage au Docteur Lionel Bécour*, 2010.

Grégoire MOUTEL, *Médecins et patients : l'exercice de la démocratie sanitaire*, 2009.

NERHOT Patrick, *La Métaphore du passage. Le concept de temps chez saint Augustin, fondement d'une nouvelle éthique*, 2008.

LE COZ P., *Quelle philosophie de la famille pour la médecine de la reproduction ?*, 2006.

Henri-Corto Stoeklé

Médecine personnalisée et bioéthique

Enjeux éthiques dans l'échange et le partage des données génétiques

Préface de Christian Hervé,
Pierre Tambourin et Francis Quétier

L'Harmattan

5-7, rue de l'Ecole-Polytechnique, 75005 Paris

http://www.editions-harmattan.fr

ISBN : 978-2-343-12904-4
EAN : 9782343129044

A ma famille, mes amis et mes professeurs

« La société ne peut être comprise que par une étude des messages et des dispositifs de communication qu'elle contient... »
Norbert Wiener.

« Toute ma vie, je n'ai jamais pu me résigner au savoir parcellarisé, je n'ai jamais pu isoler un objet d'études de son contexte, de ses antécédents, de son devenir. J'ai toujours aspiré à une pensée multidimensionnelle. »
Edgar Morin.

« Il est dans chaque partie parce qu'il est dans le tout, loin qu'il soit dans le tout parce qu'il est dans les parties. »
Émile Durkheim.

« Le modèle appartient non à la logique de la preuve, mais à la logique de la découverte. »
Paul Ricoeur.

« L'esprit nous souffle sans vergogne un million de sottises pour une belle idée qu'il nous abandonne ; et cette chance même ne vaudra finalement quelque chose que par le traitement qui l'accommode à notre fin. »
Paul Valéry.

« Je me suis soigneusement abstenu de tourner en dérision les actions humaines, de les prendre en pitié ou en haine ; je n'ai voulu que les comprendre. »
Baruch Spinoza.

Remerciements

Je tiens tout d'abord à remercier ma famille et mes amis. Pour le meilleur, et pour le pire, ils furent, ils sont et ils seront (j'en suis sûr) toujours là pour moi. Je vous aime plus que tout.

Je tiens ensuite à remercier mes professeurs, mon laboratoire, le CARPEM, mon école doctorale et mon université. Sans votre confiance, votre présence et votre patience, cet instant n'aurait jamais eu lieu. Je vous dois aujourd'hui un avenir. Alors, encore une fois, merci de tout mon cœur.

Enfin, je tiens à remercier sincèrement toutes celles et ceux qui, d'une façon ou d'une autre, m'ont permis de faire ce que je voulais faire, ou d'être celui que je voulais être, jusqu'à aujourd'hui, et j'espère encore demain.

Préface, 1ère partie

La thèse d'Henri-Corto Stoeklé, ainsi reproduite, est un véritable outil de travail et je conseille sa lecture ; non pas qu'elle annoncerait des résultats, mais parce qu'elle participe à l'ouverture du champ de connaissances proposé pour une réflexion en Bioéthique des progrès bio scientifiques actuels.

Dans les sciences de la vie, il est habituel de notifier dans leurs enseignements, un renouvellement des connaissances tous les cinq ans. La bioéthique qui applique sa réflexion à ce champ dynamique, serait-elle satisfaisante si elle s'enkystait dans un territoire déjà amplement fouillé ? Ceux qui connaissent le laboratoire d'éthique médicale de l'Université Paris Descartes savent ce que nous sous-entendons dans le terme "éthique médicale", ce dernier se démarquant du territoire des disciplines d'où elles règnent, bien qu'indispensables dans la réflexion dans le champ vaste de la bioéthique ; elles ne peuvent plus, utilisant les mêmes et leurs seuls concepts, répondre seules aux questions posées par l'évolution actuelle des sciences de la vie, nous ne pouvons plus utiliser ces modes de réflexion au risque de ne pas répondre de manière adaptée aux exigences des technosciences.

Cette thèse ainsi publiée montre la voie à tracer, afin que les sciences humaines prennent leur place, et cela dans une nouvelle approche non pas multidisciplinaire (ce qui serait certes utile), ni interdisciplinaire (ce qui serait mieux) mais transdisciplinaire, pour considérer le cadre de la complexité reconnue des nouvelles technologies actuellement utilisées dans le cadre du cancer, bientôt étendues à toutes les maladies chroniques, lesquelles associent informatique, génétique, génomique. Parallèlement, le monde social se modifie également à une vitesse qui nous permet de noter l'apparition d'un nouveau monde après celui de la modernité, celui décrit par des auteurs comme Lyotard, Maffesoli, Morin... lesquels ouvrent la voie de la postmodernité, creuset de la nouvelle pensée devant la complexité d'un monde qui change dans les manifestations des valeurs et des principes eux-mêmes.

L'auteur alors considère les nouvelles thérapies ciblées utilisées dans le cancer, en ne se satisfaisant pas simplement d'une amélioration clinique, il comprend l'importance d'intégrer les effets sociaux, notamment économiques qui président aux pratiques sociales (la médecine et la recherche sont en effet des constructions sociales desquelles se déclinent des pratiques) et ne sont plus considérées comme des contraintes, des éléments "empêcheurs de tourner en rond", en quelque sorte ; elles agissent dans le système et l'orientent. Intégrées, pour l'analyse plus globale, bioéthique, le recours à leurs méthodologies qualitatives devrait assurer une meilleure qualification des phénomènes qui surviennent souvent en clinique et en recherche sous forme de dilemmes. En effet, la plupart des conceptions qui s'opposent dans le champ du soin et de la recherche en médecine et en santé participent d'une volonté de faire un bien, individuel et/ou commun.

Mais cette thèse, au-delà de considérer les thérapies ciblées en tant que médecine personnalisée ou médecine de précision, affirme une autre dynamique de réflexion. Plutôt qu'émettre dans la recherche en bioéthique des hypothèses qui seraient à vérifier, véritable "top down", elle propose une autre voie empirique, faisant surgir de nouveaux éléments à considérer de ces pratiques complexes, dans leurs applications et leurs entendements respectifs. Les études aux abords inductifs et systémiques, plus adaptées à l'étude des phénomènes engendrés dans ce nouveau paradigme médical, sont alors les éléments de constitution d'une transdisciplinarité, laquelle n'infirme aucun des niveaux disciplinaires utiles jusqu'ici et même, les rend indispensables dans cette nouvelle forme de la bioéthique, concert qui les exprime toutes en vérité (philosophie, droit qui nourrirent les débuts de la bioéthique individuelle), aux niveaux des praticiens (utilisant dans leurs analyses les méthodologies des sciences humaines, dont la médecine fait partie, comme le note Gilbert Durand) et enfin dans une vision mathématique indispensable à des modélisations systémiques ouvrant vers des possibles solutions, laissant au professionnel et à la société le choix optimal, aucune des solutions possibles ne se révélant parfaite, nous faisant rappeler à cette caractérisation de la réflexion éthique, comme quoi ce ne serait pas le mieux à choisir, mais ce serait la recherche du moindre mal possible.

A cette nouvelle conception constructiviste répond désormais la biologie et les sciences de la vie ; en effet, les frontières entre la clinique et la recherche dans cette intersection entre médecine et biologie, invalident les anciennes limites, et désormais se mêlent, nous invitant, comme le propose judicieusement cette thèse, à "penser" dans ce nouveau paradigme.

Ainsi, peut se réaliser la symphonie entre les voix disciplinaires nécessaires, devenant toutes indispensables dès lors qu'elles acceptent l'ouverture de la pensée adaptée à ce paradigme qui façonne, par définition, une nouvelle manière de penser, et ainsi de leurs propres pensées mêmes !

Au terme d'une discussion très instructive avec Paul Ricœur, lui décrivant ce que le laboratoire d'éthique médicale produisait comme pensée, et ce que moi-même j'avais imaginé comme contenu d'une expression d'éthique médicale qui fasse suite aux américains Pellegrino, Thomasma, Weisstub - c'est-à-dire une "attitude d'évaluation (véritable vigilance) effectuée par les personnels de santé eux-mêmes (auto-évaluation), de manière critique de leurs propres pratiques et ouverte, analysant mes résultats avec les autres disciplines", je compris que nous ne faisions pas - à proprement parler de l'éthique. Nous engagions la parole et le penser des professionnels de la santé dans le concert bioéthique, à un autre niveau. Cette thèse en est l'expression la plus accomplie. Cette conception dénotait déjà de niveaux de compréhension, de vécus différents, en fonction des disciplines interpellées dans la réflexion bioéthique. Bien placer les sciences humaines dans l'éthique de la discussion avant que n'interviennent les normes juridiques, lesquelles sont difficiles (voire impossibles de manière dynamique) à bouger a posteriori, une fois décidées et ne pouvant "suivre la dynamique des inventions et découvertes de la biologie actuelle" - notamment avec les outils juridiques employés en France : lois, décrets, ordonnances... au risque de ne pas procéder à une réflexion éthique, mais à la seule application d'un "bio droit" beaucoup trop rigide, opposant les conceptions de la personne, de l'origine et du sens de la vie humaine, rendant stériles en progrès des portions du globe ayant telle ou telle idéologie qui ne serait pas adaptée, substituant alors une éthique de conviction à une éthique de la responsabilité souhaitée dans une société de communication, aux multiples croyances, seule éthique capable de concilier des points de vue différents, lorsque s'invoquent des valeurs ou des principes opposés. Il s'agit donc d'une sortie de la conception de la nécessité de penser en termes de tiers exclus en tiers inclus.

En effet, à la lecture de son ouvrage *Soi-même comme un autre* - Paul Ricœur, dans une conversation, me donnait à penser que nous ne faisions pas de l'éthique au sens strict mais de la "phronesis" et cette thèse en démontre le besoin... Quand la manière de penser nouvelle doit s'élaborer - l'ancienne devenant handicapante, voire bloquante (actuellement, le consentement électronique au lieu d'une non-opposition à la recherche) - le passage par l'étude des pratiques, de ce qu'elles expriment et ce que l'on peut inventer, est impératif ; sagesse pratique à laquelle nous convie l'auteur, Henri-Corto Stoeklé, dans une attitude d'application de la pensée ricoeurienne, qui honore notre laboratoire.

Christian Hervé

Directeur du Laboratoire d'Éthique Médicale et Médecine Légale (1992-2017)

Professeur Émérite à l'Université Paris Descartes

Préface, 2ème partie

Henri-Corto Stoeklé est un jeune et brillant scientifique qui s'intéresse à la bioéthique, et plus particulièrement, à l'éthique médicale. Ses travaux de recherche coïncident au plus haut point avec l'émergence relativement récente d'une gigantesque rupture dans le domaine médical. Le séquençage complet du génome humain par le Consortium International « Human Genome Programme », qui s'est étalé sur 15 années de travail, par plusieurs centaines de chercheurs, et qui a coûté 2 milliards de dollars, a été suivi de progrès purement technologiques qui permettent depuis peu de séquencer le génome complet d'un individu en 30 minutes, pour un prix de revient brut inférieur à 1.000 dollars (hors masse salariale).

A ce prix et dans ces délais, le séquençage des génomes individuels devient un outil diagnostic et pronostic puissant, indispensable aux médecins. Ceci pose de redoutables questions éthiques et sociétales. Connaître le génome d'une personne, pouvoir le consulter ou l'utiliser à diverses fins dont la recherche, c'est pénétrer, bien entendu, l'intimité profonde d'un individu, mais c'est aussi pénétrer l'intimité de la famille. Ceci impose réflexions approfondies et précautions, d'autant que des jeunes entreprises de génomique souhaitent s'emparer de ces informations à des fins purement mercantiles, sans toujours prévenir de ces questions, tout en promettant des résultats à la limite de l'escroquerie intellectuelle ou médicale.

Ce saut quantique amène des changements drastiques dans la médecine traditionnelle d'organes ; la médecine personnalisée, appelée maintenant Médecine de Précision, dispose dorénavant d'outils puissants pour poser des diagnostics robustes et précis avec une efficacité globale qui a dépassé les 50% ; dans plus d'un cas sur deux, le résultat du séquençage complet, après interprétation en termes de biologie médicale, permet d'identifier les gènes défectueux à l'origine de la maladie et de proposer une thérapie dédiée. Cette approche est particulièrement importante pour les cancers et les maladies rares.

En plus du diagnostic, cette technologie apporte de nouveaux biomarqueurs qui permettent un suivi de la thérapie et ont également une valeur pronostique pour le déclenchement possible d'une maladie dans le futur.

Ces progrès importants doivent bien évidemment être accompagnés par des dispositions légales qui protègent chaque individu. Les travaux de recherche menés par Henri-Corto Stoeklé portent précisément sur les mesures d'encadrement à déployer rapidement. Il a mené une analyse systémique très complète des relations entre le patient, l'équipe médicale en charge du patient, les organismes publics et privés, en charge des opérations de séquençage, ainsi que les systèmes d'assurance maladie. Une étude de terrain comparative a été menée très minutieusement entre la situation française et les USA. Les résultats lui ont permis de dégager toute une série de propositions judicieuses pour les dispositions bioéthiques médicales à mettre en place.

Ce travail de longue haleine, qui correspond aux trois années de thèse d'Henri-Corto Stoeklé, au sein du laboratoire d'Éthique Médicale et Médecine Légale, dirigé par le Pr Christian Hervé à l'Université Paris-Descartes, est vraiment original et s'est concrétisé par cinq publications dans des revues scientifiques internationales. Il propose des dispositions bioéthiques judicieuses au moment même où le Plan France Génomique Médicale 2025, mis au point par l'organisme AVIESAN et avalisé par le Premier ministre en juin 2016, rentre dans sa phase de développement à travers la France.

Pierre Tambourin

Membre de l'Académie des Technologies

&

Francis Quétier

Professeur Emérite à l'Université d'Evry

Sommaire

Introduction

1. La médecine personnalisée : penser un phénomène social complexe, l'exemple du CARPEM

Peut-on considérer la médecine personnalisée comme un phénomène (ou fait) social complexe ? Ces termes « social » et « complexe » ont été particulièrement bien définis par les sociologues français Emile Durkheim et Edgar Morin dans leurs ouvrages respectifs, *Les règles de la méthode sociologique* (1) et *L'introduction à la pensée complexe* (2).

Selon Durkheim, « est fait social toute manière, fixée ou non, susceptible d'exercer sur l'individu une contrainte extérieure ; ou bien encore, qui est générale dans l'étendue d'une société donnée, tout en ayant son existence propre, indépendante de ses manifestations individuelles » (3). Mais surtout, ce phénomène est *sui generis*, c'est-à-dire qu'il correspond à une totalité non réductible à la somme de ses parties (4). C'est d'ailleurs de cette façon que Durkheim définit une société en général qui « n'est pas une simple somme d'individus » et va plus loin en disant que « le système formé par leur association représente une réalité spécifique qui a ses caractères propres », car pour lui « le groupe pense, sent, agit tout autrement que ne feraient ses membres, s'ils étaient isolés » (5). Selon Morin, la complexité, ou un phénomène complexe, « est un phénomène quantitatif, l'extrême quantité d'interactions et d'interférences entre un très grand nombre d'unités » (6), qui comprend « aussi des incertitudes, des indéterminations, des phénomènes aléatoires » (7). Mais, précise aussi Morin, la complexité « ne se réduit pas à l'incertitude, c'est l'incertitude au sein de systèmes richement organisés » (8), c'est-à-dire « des systèmes semi-aléatoires dont l'ordre est inséparable des aléas qui les concernent » (8). Donc pour Morin, « la complexité est donc liée à un certain mélange d'ordre et de désordre » (8).

En conséquence, la médecine personnalisée (MP) pourra être considérée comme un phénomène social si elle est non réductible à la somme de ses parties, susceptible d'exercer sur l'individu une contrainte extérieure mais aussi générale (ou bientôt) dans notre société moderne, mais possède également une existence propre, indépendante des manifestations individuelles. Et la MP pourra être également, et surtout, considérée comme un phénomène complexe, ou un système très organisé, si elle regroupe un grand nombre d'interactions et d'interférences entre un grand nombre d'unités, mues d'incertitudes, d'indéterminations, de hasard, d'ordre et de désordre. La MP peut et doit alors s'étudier en un tout et comme un tout complexe, mais seulement si nous arrivons à saisir ces contraintes et cette complexité par une méthode adéquate. Là est toute la difficulté, car les contraintes, les éléments et les interactions identifiés sont nombreux et variables.

Les contraintes sont évidemment cliniques, mais aussi scientifiques, technologiques, économiques, sociales, et même géographiques. Les contraintes peuvent dépendre du lieu et du moment dans lequel se trouve l'individu, mais également du statut social, du sexe, etc. La nouveauté, peut-être, est qu'il est loin de s'agir uniquement de « médecine » en MP au sens d'un patient, d'un clinicien et d'un lieu de consultation « uniquement ». Le phénomène est beaucoup plus complexe. La quantité, la qualité et la variabilité des contraintes sont largement corrélées à la quantité, la qualité et la variabilité des éléments et des interactions (translationnelles « from the bench to the bed ») qui constituent le phénomène de la MP. Ils vont du patient et du clinicien aux grandes industries, biotechs et pharmas ; des centres de soin et de recherche académiques « classiques » comme l'Hôpital Européen Georges Pompidou (HEGP) ou l'Institut Curie, à 23andMe ou Google ; du papier, de l'oral et des humains, au numérique, à la donnée et à l'intelligence artificielle. C'est une réorganisation nouvelle de la société autour de la médecine, de la science et des nouvelles technologies médicales, scientifiques et bien plus encore, qui a commencé.

Dans cette continuité, depuis 2012, différents articles de recherche et de réflexion dirigés par le laboratoire d'Éthique Médicale et Médecine Légale (EA4569, Éthique, Politique et Santé) dont certaines recherches furent financées par le SIRIC (sites de recherche intégrée sur le cancer) le CARPEM (Cancer Research and Personalized Medicine) ont été publiés dans trois Dalloz d'Éthique Biomédicale et Normes Juridiques : 1) *Les systèmes informatisés complexes en santé. Banque de données, télémédecine : normes et enjeux éthiques* (9), 2) *Les nouveaux paradigmes de la médecine personnalisée ou médecine de précision : enjeux juridiques, médicaux et éthiques* (10, 11) et 3) *Les inégalités sociales et la santé : enjeux juridiques, médicaux et éthiques* (12, 13). Dans un premier temps, nous avons choisi de présenter l'histoire et les premières caractéristiques du phénomène à travers ces trois ouvrages afin d'en dégager l'aspect social et complexe au sens de Durkheim et de Morin, puis de prolonger cette idée à travers l'exemple du CARPEM, dans un second temps. Enfin, dans un troisième et dernier temps, nous verrons les différents intérêts et perspectives qu'offre cette idée d'étudier la médecine personnalisée comme un phénomène social complexe dans le cadre de la recherche en bioéthique.

C'est peut-être là, d'ailleurs, où réside tout l'intérêt et les perspectives de ce travail : construire et utiliser une méthode de recherche et de réflexion, permettant d'étudier les phénomènes sociaux complexes nouveaux, tels que la médecine personnalisée, en bioéthique comme des phénomènes sociaux complexes, afin de mieux en déterminer les enjeux éthiques et les solutions possibles.

1.1. Le phénomène de médecine personnalisée

1.1.1. L'histoire et les premières caractéristiques du phénomène

L'origine du terme « médecine personnalisée », ainsi que sa définition, sont relativement récentes. Elles ne remontent qu'à une vingtaine d'années environ. En effet, comme le précise Bouffard *et al*, dans les années 1990, c'est la compagnie Roche qui aurait créé le terme de « médecine personnalisée » ou « MP » (14). Cette « pharma » (néologisme pour qualifier une entreprise privée pharmaceutique) commença à l'utiliser « pour désigner une approche pharmaco-génomique permettant de prescrire « le bon traitement au bon groupe de patients au bon moment » (14).

L'objectif et la méthode développés étaient novateurs, car ils consistaient à « développer des tests, dits « compagnons », qui devaient associer les particularités biochimiques ou génomiques d'un individu ou d'un groupe d'individus, à un traitement optimal » (14) ; soit des méthodes reposant essentiellement (mais pas uniquement) sur les « caractéristiques génétiques » (15), constitutionnelles d'une personne, mais aussi de sa (ou ses) tumeur(s). La génétique et la biologie moléculaire, et les technologies correspondantes, seraient alors en train de prendre une place plus importante dans le soin. Mais avant de poursuivre ce raisonnement, quelques rappels sont nécessaires.

Depuis environ une soixantaine d'années, suite, entre autres, aux travaux des biologistes américains Oswald Avery, Colin MacLeod et Maclyn MacCarty, il a été démontré que l'ADN est le support de l'information génétique et de l'hérédité (16). Cette macromolécule organique est composée de 3 milliards de paires de base (Adénine, Thymine, Cytosine, Guanine) réparties sur 46 chromosomes chez l'homme. On estime à environ 0,5 % les différences (Single Nucleotide Polymorphism 0,1 %, Copy Number Variation 0,4 %) entre le génome de deux individus pris au hasard (17). Ces différences sont à l'origine de nos différences, dont, bien sûr, notre apparence physique propre, mais également du développement de maladies et de la réponse aux traitements médicamenteux, ce qui nous intéresse tout particulièrement ici.

En effet, la MP est plus ou moins corrélée à la caractérisation de ces 0,5 % de différences génétiques, via l'émergence des nouvelles technologies d'analyse moléculaire, comme le séquençage de l'ADN. Les mécanismes de la cancérogénèse ont pu être essentiellement découverts grâce à ces recherches moléculaires (18). Ainsi, lorsqu'une anomalie moléculaire est caractérisée dans un pourcentage significatif d'un type de tumeur donné, et significativement plus exprimée dans le tissu tumoral, l'idée est de développer une molécule qui cible spécifiquement cette différence résultant de cette anomalie, au départ pour des patients en échec thérapeutique ou diagnostiqués d'un cancer métastatique, c'est sur cette idée que l'Herceptin a pu voir le jour (19).

L'Herceptin, ou trastuzumab, est un anticorps monoclonal permettant de traiter spécifiquement les cancers du sein portant une mutation HER2, développé par Roche, à la fin des années 1990. L'anticorps n'agit pas directement sur le gène, mais son produit, un récepteur transmembranaire HER2/neu (également appelé ErbB2) qui, surexprimé avec cette mutation, induit comme conséquence une augmentation du nombre de mitoses des cellules porteuses de la mutation et donc une augmentation de la croissance tumorale : il bloque la partie extracellulaire du récepteur d'ErbB2 et bloque ainsi la croissance tumorale. L'Herceptin devient alors la première « thérapie ciblée », comme l'a récemment souligné Jean-Pierre Thierry, docteur en santé publique (19).

Mais pour être plus précis, c'est la « biotech » (néologisme pour qualifier une entreprise privée de bio-technologie) américaine Genentech (Genetic Engineering Technology, Inc), dont Roche possède la majorité des actions depuis 1990, qui a développé et commercialisé la molécule avec une autre, tout aussi connue, l'Avastin (ou bévacizumab), au début des années 2000. L'Avastin est aussi un anticorps monoclonal, mais dirigé contre le facteur de croissance de l'endothélium vasculaire (Vascular Endothelial Growth Factor ou VEGF en anglais). C'est un inhibiteur de l'angiogenèse, c'est-à-dire qu'il permet d'arrêter localement la croissance de nouveaux vaisseaux sanguins, donc de « priver » la tumeur d'oxygène et ainsi ralentir sa croissance.

En 2013, nous comptions environ une quinzaine de thérapies moléculaires ciblées enregistrées en cancérologie (20). Mais leur nombre devrait continuer à augmenter. Ces nouveaux médicaments sont en général des anticorps monoclonaux (Herceptin®, Erbitux®, Avastin®) ou alors des molécules inhibitrices (Tarceva®, Tyverb®, Nexavar®, Sutent®) principalement dirigés contre des récepteurs membranaires de la cellule tumorale ou de son microenvironnement (21, 22). Ces nouveaux médicaments, appelés « thérapies ciblées » ou « thérapies moléculaires ciblées », sont développés et commercialisés par l'industrie dans le secteur de l'oncologie, à des prix relativement élevés, jusqu'à 100 000 euros/an, par patient (23).

Mais plus récemment encore, une nouvelle technique a fait son entrée dans le domaine de la recherche biomédicale : CRISPR-Cas9. CRISPR-Cas9, pour *Clustered Regularly Interspaced Palindromic Repeats - CRISPR associated protein 9*, est une sorte de ciseau moléculaire permettant d'obtenir une cassure double brin de l'ADN en un site ciblé pour modifier l'expression d'un gène spécifique. Jusqu'à présent, rien de nouveau, car l'idée d'utiliser en recherche des techniques permettant de modifier notre génome à l'aide de nucléases à doigts de zinc et des méganucléases existe depuis longtemps. L'engouement pour le CRISPR-Cas9 et son succès actuel semblent venir essentiellement d'une mise en œuvre plus aisée, d'une plus grande spécificité et d'un prix plus accessible pour beaucoup de laboratoires académiques, par rapport aux techniques précédentes (24).

L'un des bénéfices majeurs identifiés viendrait de son application en clinique dans la lignée somatique, et plus spécifiquement dans les lymphocytes (25). En effet, comme l'a révélé le *MIT Technology review,* en avril 2016, l'auto entrepreneur et milliardaire américain Sean Parker (Napster, Facebook) aurait investi environ 250 millions de dollars dans la recherche en immunothérapie, dans le domaine de l'oncologie (26). Grâce à la technologie de CRISPR-Cas9, Sean Parker et ses collaborateurs viseraient le développement et la commercialisation d'une technique permettant de modifier les lymphocytes T de patients atteints de leucémie, dans le but de les rendre à nouveau sensibles aux cellules tumorales (25). Très récemment, un premier essai clinique dans des lignées somatiques, a été autorisé par le National Institute of Health (NIH) aux Etats Unis (27), également suivi par la Chine (28).

Cependant, malgré l'apparition de ces nouveaux traitements et techniques, les taux de mortalité associés aux cancers restent relativement élevés (bien que d'après l'Institut de veille sanitaire, nous observerions une baisse plus ou moins significative de l'incidence des cancers du sein et de la prostate depuis 2005, et une stabilité de l'incidence de certains cancers colorectaux et du poumon chez les hommes (29)).

La première explication avancée est une connaissance encore imparfaite des cancers, qui résulterait d'un nombre encore insuffisant de biomarqueurs découvert. En effet, en 2013, seulement neuf biomarqueurs conditionneraient l'utilisation de huit médicaments dans sept localisations dont le sein, le poumon, le côlon et le mélanome (30). Selon le dernier Plan cancer 2014-2019, c'est plus ou moins ce constat qui justifierait la recherche d'un plus large spectre d'anomalies moléculaires spécifiques afin de développer d'autres thérapies moléculaires ciblées.

Pour cela, deux stratégies de recherches se mettent en place en France : la première reposant sur une analyse ciblée de gènes (une centaine, qualifiés de « panel ») pour lesquels nous disposons déjà de thérapies ciblées, soit en cours d'essais (phases 1, 2) soit disposant d'une autorisation de mise sur le marché (AMM) mais pas encore pour la nouvelle localisation tumorale testée ; la seconde, beaucoup plus prospective, reposant sur une analyse complète de l'exome (ce qui est codant dans nos gènes) ou du génome (ce qui est codant ou non codant dans notre génome) (31) afin de mettre à jour de nouvelles cibles thérapeutiques, grâce à la découverte et l'analyse de nouveaux biomarqueurs génétiques.

Ces recherches sont rendues possibles grâce à l'émergence récente d'une nouvelle génération de séquenceurs, dite à haut débit ou très haut débit, nommée NGS pour « New Generation Sequencing » permettant de passer de l'étude ponctuelle d'un gène à une analyse globale d'une centaine de gènes ou de l'ensemble du génome (32).

La nouvelle génération d'appareils de séquençage de l'ADN de type NGS est apparue en 2007 et doit son succès à une analyse synchrone des séquences, à l'origine d'une plus grande rapidité et sensibilité d'analyse pour un coût global plus faible (33, 34). En effet, alors que la méthode de séquençage direct de Sanger, dite de « première génération », nécessitait de générer différents brins d'ADN de différentes longueurs associés à un fluorophore pour l'analyse, les nouvelles méthodes de type NGS reconstituent les brins d'ADN préalablement préparés, en déterminant directement les acides nucléiques qui viennent d'être intégrés (34, 35).

Trois principales technologies de NGS à haut débit sont actuellement développées, et utilisées pour certaines (34) : le pyroséquençage (454 Life Sciences, Roche Diagnostics, mais qui n'est plus utilisé, compte tenu des erreurs systématiques sur toutes les suites de plus de 4 bases identiques), le séquençage à l'aide de terminateurs réversibles (Hiseq 2000, Illumina/Solexa) et le séquençage par ligation (SOLiD, Life technologies) proche du pyroséquençage. Une quatrième approche, basée sur une technologie de séquençage à nanopore (Oxford nanopore Technologie), se développe et est prometteuse, car elle permettra la lecture de plus grands fragments d'ADN (~1000pb au lieu de ~150pb) (36). Les lectures aujourd'hui peuvent dépasser les 100000pb (37, 38). A noter également la technologie de séquençage dite « Reduced Representation Bisulfite Sequencing » qui permet l'accès au méthylome de l'individu (l'épigénétique, c'est-à-dire, très sommairement, l'action de l'environnement moléculaire à l'environnement macroscopique sur l'expression de certains gènes est transmissible aussi d'une génération à une autre) (39).

Ainsi, l'amélioration répétée de ces nouvelles technologies permet une émancipation de biais techniques propres à la méthode de séquençage de première génération et de rendre possible le fait de séquencer un génome entier en quelques semaines. Grâce à la diminution du temps et des coûts (principalement les consommables : kits et matériels de laboratoire), la liste des biomarqueurs génétiques pourrait continuer à s'accroître significativement, sous condition que les logiciels informatiques de traitement des données génétiques générées suivent la même évolution ; ce que l'arrivée de l'intelligence artificielle et le « deep learning » (apprentissage profond) devraient permettre de faire (ex : le logiciel Watson d'IBM) (40). Puisque, actuellement, sur les 22 000 gènes humains, environ 350 gènes directement associés aux cancers ont été identifiés, alors qu'on estime que plus de 2 000 gènes pourraient avoir un rôle plus ou moins important dans l'apparition ou le développement d'un cancer (18, 34).

Le « génome des cancers », c'est-à-dire le profil génomique des cellules cancéreuses, est constitué de différents types de mutations. Tout d'abord, les mutations dites « germinales » ou « constitutionnelles », héritables et/ou transmissibles au sein d'une même famille, et les mutations dites « somatiques » propres à l'individu. Parmi les mutations somatiques se trouvent les mutations dites « conductrices » *(« driver »)* à l'origine du développement d'une tumeur (croissance et survie), et les mutations dites « de passage » *(« passenger »)* à première vue non causales (une mutation *passenger* peut devenir une mutation *driver* et être à l'origine d'une récidive du cancer en conférant une résistance à la chimiothérapie ou à une thérapie ciblée par sélection clonale) (18, 34).

L'objet de la recherche en cancérologie, sur le thème de la génétique, devient essentiellement la caractérisation de nouvelles mutations somatiques *« driver »,* chez des patients atteints d'un cancer au stade métastatique ne répondant pas aux traitements disponibles. Dans cette approche, actuellement prospective, face au cancer, on comprend que l'objectif est d'établir sur le long terme une distinction entre les patients sur leurs caractéristiques génétiques propres et celles de leur(s) tumeur(s) pour proposer un traitement jugé plus efficace.

5 à 10 % des cancers se développent dans un contexte de prédisposition héréditaire et des formes familiales ont été décrites pour la plupart des localisations (41, 42). Pour qu'apparaisse, dans une famille donnée, une prédisposition génétique au cancer, il suffit qu'une des altérations moléculaires ait lieu au niveau germinal, sans qu'elle ne soit incompatible avec la vie. Le cancer résultera de l'acquisition d'altérations supplémentaires successives dans un ou plusieurs clones cellulaires d'un tissu ou organe particulier.

Cependant, en l'état de nos connaissances actuelles, la majorité des cancers se déclarent sans contribution héréditaire identifiable et sont appelés dans ce cas « sporadiques » (43). Bien que le cancer soit une maladie génétique, tous les cancers ne sont pas forcément héréditaires. Dans la littérature, l'âge, le sexe, les comportements, les habitudes alimentaires et les facteurs environnementaux sont souvent présentés comme les plus grands responsables de la survenue d'un cancer et d'inégalités face à lui (bien que depuis récemment, certains chercheurs considèrent que ce serait la survenue au hasard de mutations lors de la division cellulaire (44)).

Ces inégalités sont distribuées selon un gradient social et peuvent se former à tout moment de la maladie, s'accumuler, s'enchaîner durant la vie du patient, avec une incidence plus forte au tout début de la maladie (45). Bien que le sexe du patient ait une incidence sur certains organes touchés par la pathologie, il semblerait qu'il ait aussi un impact sur la vulnérabilité à l'exposition aux cancérogènes en milieu professionnel. Les hommes constituent 84 % des salariés exposés aux cancérogènes (46).

L'inégalité la plus référencée est celle liée aux expositions aux cancérogènes en fonction des catégories socioprofessionnelles (et du sexe). En effet, il apparaît souvent dans la littérature que les populations appartenant aux catégories socioprofessionnelles les moins favorisées soient les plus exposées aux cancérogènes (45). Cinq secteurs d'activités parmi 36 au total concentreraient la moitié des salariés exposés (47) : la construction, le commerce, la réparation d'automobiles, la métallurgie, les services opérationnels et la santé. En 2003, par exemple, sur plus de deux millions de travailleurs exposés aux cancérogènes, 70 % étaient des ouvriers (48). Ajouté à cela le processus d'expositions cumulatives, c'est-à-dire les expositions à plusieurs cancérogènes professionnels, le plus souvent aggrave et multiplie ces inégalités et augmente leur incidence.

En 1997, sur des données anglaises, le Centre International de Recherche sur le Cancer (CIRC) (49) montrait qu'en séparant les travailleurs manuels et non manuels, similairement à la classification française des professions et catégories socioprofessionnelles, la part imputable aux expositions professionnelles serait visible mais varierait selon les localisations : 5 % pour le cancer du larynx, 48 % pour le cancer du poumon et 100 % pour le cancer de la cavité naso-sinusienne. Pour l'ensemble des cancers, le CIRC l'estimait à 32 % en 1997 (49, 50).

Ainsi les personnes issues des catégories socioprofessionnelles les moins favorisées sont les plus exposées, mais également celles pour lesquelles la consommation de tabac ne diminue pas, voire même connaît une recrudescence (45). Cependant, selon l'INCa, il existerait des difficultés méthodologiques pour distinguer la part des cancers relevant d'expositions professionnelles et celles des facteurs individuels (âge, polymorphisme génétique, mode de vie et environnement) (51).

L'efficacité de la prise en charge d'un cancer et le taux de survie relative dépendent fortement de la précocité du diagnostic, qui permet la plupart du temps une chirurgie curative, qui reste pour l'instant le traitement le plus efficace (30). Et la précocité du diagnostic semble dépendre de la localisation géographique et du statut social du patient. En effet, deux études faites à partir de données de la structure en charge dans le Calvados (52, 53), sur le dépistage des cancers du sein et des cancers colorectaux, ont montré l'importance du lieu de résidence du patient sur la probabilité de réaliser un test de dépistage (54). La probabilité diminue d'environ 30 % pour les deux localisations tumorales d'un lieu socio économiquement favorisé à un autre socio économiquement défavorisé comme l'Outre-Atlantique et l'Outre-Manche, dans le cas du cancer colorectal.

Deux autres études, l'une anglaise et l'autre française, apportent d'autres éléments sur l'impact uniquement géographique. La première, anglaise, pour le cancer du sein, montre le rôle non-négligeable de la distance du lieu de résidence au cabinet de mammographies, par exemple, une augmentation de 10 km réduirait de 23 % la probabilité à participer au dépistage (55). La seconde, française, pour le cancer colorectal, montre qu'une distance de plus de 57 km de la capitale régionale entraîne une réduction de près de

30 % la probabilité de réaliser une coloscopie, après un test positif de recherche de sang dans les selles (54).

Comme vous avez pu le lire, nous nous sommes axés principalement sur l'oncologie, d'une part car c'est probablement, à ce jour et dans cette spécialité médicale, que la génomique est la plus développée, d'autre part, car cette thèse s'inscrit dans un programme de recherche plus large, orienté spécifiquement sur le cancer, qui est le CARPEM (que nous vous présenterons en détail par la suite). Mais avant de poursuivre notre exposé, il est important de préciser que ces différentes techniques ou pratiques, se retrouvent aussi, à des degrés variables, pour tous les grands types de maladies, que ce soit l'oncologie, les maladies métaboliques, les maladies neuromusculaires les maladies neurodégénératives et même certaines maladies psychiatriques ; un point que nous réaborderons, d'une certaine façon, avec l'exemple de 23andMe dans les parties « Modèle » et « Scénarii ».

1.1.2. L'aspect social du phénomène

Michèle Stanton-Jean, docteur en droit et ancienne présidente du comité international de bioéthique de l'Unesco, présente cette médecine comme le fait de « prescrire aux individus ou à des cohortes de patients [...] le bon médicament en fonction de leurs caractéristiques génétiques » (15). C'est une définition qui corrobore tout à fait ce qui a été dit précédemment. Mais suite à cette définition, Stanton-Jean juge alors que la « ligne rouge entre la réalité et la science-fiction se rétrécit de plus en plus » (15), avec le développement de cette médecine. La MP nous changerait-elle en tant qu'individu et en tant que société ?

Ceci pourrait être interprété comme une référence au *Meilleur des mondes* d'Aldous Huxley (56), roman d'anticipation célèbre qui, depuis 1932, nous prévient, « indirectement », qu'un développement incontrôlé de la médecine et de la science pourrait un jour bouleverser la structure, l'organisation et le fonctionnement de nos sociétés. Quoi qu'il en soit, l'aspect social, tel que Durkheim l'entend, du phénomène de MP, semble être posé par Stanton-Jean, avec cette idée de contrainte extérieure, bien qu'il ne soit pas encore général. L'énoncé précédent, à propos de l'histoire et des premières caractéristiques du phénomène, nous permet d'identifier au moins certaines de ces contraintes.

Tout d'abord, nous pouvons identifier une première contrainte extérieure aux individus qui est à la fois économique et clinique. Les questions sont les suivantes : comment les individus d'une même société doivent-ils s'organiser entre eux pour obtenir un accès « facile » à ces nouveaux médicaments aux prix élevés ? Doivent-ils faire comme aux Etats Unis (ou d'autres pays européens comme l'Allemagne, la Suisse et les Pays-Bas (57)) par exemple, et se baser sur un système d'assurance uniquement privé, fondé sur la capacité individuelle à payer ? Ou au contraire, continuer comme en France, où l'organisation du système d'assurance sociale est principalement basée sur la solidarité (sécurité sociale), plutôt que la capacité individuelle de payer ? Le débat est ouvert.

Car face au cancer, la préoccupation d'un état comme la France, à la différence des Etats Unis, ou alors dans une moindre mesure, est de trouver de nouveaux moyens à mettre en œuvre pour permettre un accès « gratuit » et égal à long terme à ces nouveaux médicaments à chacun de ses membres qui en auraient besoin. Et ces nouveaux moyens semblent plus que jamais nécessaires aujourd'hui. D'une part, car depuis 2004, le cancer est devenu la première cause de mortalité en France avec 150 000 décès par an, toutes localisations confondues, soit environ 27 % du nombre total de décès ; d'autre part, il est nécessaire de considérer le prix relativement élevé de ces nouveaux médicaments.

Puis, nous pouvons identifier une seconde contrainte extérieure aux individus, importante, nous pouvons qualifier de clinique comme la précédente, mais aussi de scientifique et technologique. En effet, la MP pousse les personnes d'une société commençant par être « envahies » par ce phénomène à mettre de côté, ou à reconsidérer le sens de certains principes moraux, convictions politiques ou croyances religieuses (et parfois aussi scientifiques) vis-à-vis du développement de la recherche en génétique, en particulier dans le champ du cancer.

D'une part, car les applications cliniques nombreuses pourraient considérablement améliorer les méthodes de diagnostic et de traitement de nombreux cancers, et donc, d'en améliorer la survie ; leur survie. D'autre part, et cela rejoint ce qui a été dit précédemment, il y a un intérêt à la fois politique, économique et social pour un état, à ce que ces recherches en génétique se déroulent sur le territoire national, dans ses laboratoires publics ou privés : création de brevets, création d'emplois, jeux d'influence face aux autres états et entreprises, etc. Mais à ces contraintes extérieures économiques, scientifiques technologiques et cliniques, d'autres peuvent être encore identifiées.

En effet, nous pouvons identifier deux autres contraintes extérieures potentielles : une géographique et une autre sociale (dans le sens de « classe sociale »). Si la prise en charge d'une maladie comme le cancer, avant même l'arrivée des thérapies ciblées et du NGS en clinique, rencontrait déjà ce type de problème, on peut supposer que leur arrivée peut potentiellement augmenter l'effet des deux contraintes extérieures déjà identifiées, positivement ou négativement.

Les individus concernés pourraient se rapprocher géographiquement, voire même « s'éduquer », pour mieux comprendre les intérêts individuels et collectifs de l'accès à ces nouveaux médicaments et technologies, faire pression sur les autorités publiques, ou améliorer leur condition sociale pour mieux se prémunir de la maladie. A l'inverse, ils pourraient rester isolés géographiquement et socialement, voire encore davantage.

En conséquence, la MP est un phénomène social qui exerce bien des contraintes extérieures sur les individus. Celles-ci sont au moins économiques, scientifiques, technologiques, cliniques, géographiques et sociales. Elles poussent donc les individus d'une société à développer des moyens pour la réorganiser, la restructurer, via de nouvelles politiques pour une mise à niveau des centres de soin et de recherche académiques, la création de nouveaux projets de recherche (ex : CARPEM) le développement d'entreprises privées (ex : biotechs, pharmas), une répartition relativement homogène sur le territoire et surtout une « réinformation » et une « rééducation » des individus (ex : consentement). La MP pousse l'ensemble de la société à changer, et chaque individu à s'y adapter, à la fois pour son propre intérêt et celui de la société.

Le phénomène possède également une existence propre indépendante des manifestations individuelles. Quel que soit le lieu, ou bien les individus, son idée reste, à première vue, la même et peut être formulée ainsi : adapter la prise en charge d'un individu atteint ou prédisposé à une maladie génétique et potentiellement héréditaire comme le cancer à ses caractéristiques génétiques constitutionnelles ou tumorales. Mais les contraintes extérieures identifiées préalablement, et l'aspect *sui generis* du phénomène nous laissent sérieusement à penser que cette définition de sa manifestation individuelle, la plus véhiculée dans la littérature spécialisée, ou la presse, est loin d'être complète et suffisante.

L'aspect *sui generis* (une totalité non réductible à la somme de ses parties), cher à Durkheim, est également identifiable étant donné le nombre et l'hétérogénéité des contraintes qui semblent constituer un tout entremêlé d'une part, et le nombre et la diversité d'éléments qui semblent le constituer, d'autre part. En effet, la MP dépasse largement la relation cliniciens/patients « traditionnelle » ; patients et cliniciens, mais aussi chercheurs, industriels, politiques, etc., via le développement de ces nouvelles pratiques et techniques en médecine. Ils lèvent le voile sur l'extrême complexité de ce phénomène social que nous allons tâcher maintenant d'appréhender. Mais pour saisir la complexité de ce phénomène, une autre notion est importante : celle de « donnée » ou « data » en anglais (mais bientôt un anglicisme).

1.1.3. L'aspect complexe du phénomène

Aux Etats Unis, comme précisé par Scotté *et al*, la MP, ou médecine de précision, y a été définie « comme un mode de médecine reposant sur les données génétiques, protéiques et d'environnements pour prévenir, diagnostiquer et traiter les maladies (58). La « donnée » ici renvoie à des informations relatives à la santé ou à d'autres caractéristiques propres à un individu (biologique, psychologique, social, etc.) numérisées et stockées sur des serveurs informatiques appelés « bases de données » ou « entrepôts de données ». Mais la donnée peut renvoyer aussi à cette idée, que nous préférerons d'ailleurs ici, d'une information brute, ou une information « pauvre en information », c'est-à-dire une information dont la finalité, le sens ou la valeur (d'usage) (scientifique, clinique, économique, etc.) n'est pas encore clairement déterminée.

Car l'autre « pierre angulaire » de la MP, en plus de la génétique, des nouvelles technologies de séquençage et des thérapies moléculaires ciblées, est l'informatique et les technologies de l'information et de la communication (TIC), (ordinateurs, tablettes électroniques, Smartphones, etc.). En effet, d'une certaine façon, le phénomène de MP peut être corrélé à un autre phénomène : celui de la « e-santé » (59).

Comme le rappelle Nathalie Ferraud-Ciandet, docteur en droit, les définitions varient pour ces deux termes (59). Selon l'Association médicale mondiale, « l'e-santé consiste à utiliser les technologies de l'information et de la communication (TIC) pour délivrer des soins de santé et des informations sur de grandes et petites distances » (59). L'Organisation mondiale de la santé (OMS) elle, a une définition plus précise et ne parle pas d'« e-santé » mais de « cybersanté » (59). Selon l'OMS, « la cybersanté consiste à utiliser, selon des modalités sûres et offrant un bon rapport coût/efficacité, les technologies de l'information et de la communication, à l'appui de l'action de santé et dans des domaines connexes, dont les services de soins de santé, la surveillance sanitaire, la littérature sanitaire et l'éducation, le savoir et la recherche en matière de santé » (59).

Toujours selon Ferraud-Ciandet, une définition plus large fut proposée par l'OMS, est en raison du terme de « télémédecine », plus ancien, datant des années 1970, recouvrant une centaine de définitions différentes (59). Ainsi, toujours pour l'OMS, l'e-santé correspondrait à « la fourniture de soins de santé, lorsque la distance est un facteur critique, par tous les professionnels de santé utilisant les TIC pour l'échange d'informations valables pour le diagnostic, le traitement et la prévention des maladies et infections, la recherche et l'évaluation, et pour la formation continue des prestataires de soins de santé, le tout dans les intérêts des avancées de la santé des individus et de leurs communautés » (59).

On comprend que l'idée centrale de l'e-santé est un échange ou un partage d'informations, ou de données, relatifs à la santé des individus s'émancipant, dans une certaine mesure, des contraintes relatives au temps et à l'espace. De plus, grâce aux TIC, elle permet une plus grande implication de la part des patients dans leur processus de soins respectif et la mise en place d'un dossier médical personnel (DMP) (initié par la loi de 2004 portant sur la réforme de l'assurance maladie (60), mais suite à la loi de modernisation de notre système de santé du 26 janvier 2016, le dossier médical personnel a changé de nom et devient "partagé" (DMP)), comme le souligne Jeanne Bossi, secrétaire générale de l'Agence des systèmes d'information partagés de santé (ASIP)(61).

L'idée du DMP est importante, car dématérialiser le dossier médical de chaque patient implique la numérisation d'une quantité d'informations de grande valeur clinique pour les patients et les cliniciens, mais rétrospectivement (ou prospectivement, dans certaines conditions) une valeur scientifique pour la recherche et économique pour l'industrie. Une valeur, que le docteur Jacques Lucas, vice-président du Conseil national de l'ordre des médecins, souligne à son tour (60). Mais il rappelle aussi les problèmes ou les enjeux à la fois techniques, juridiques, moraux et éthiques (sécurité, accès, utilisation, échange, partage, consentement, etc.) posés par les conditions d'accès et de protection des informations relatives à la santé échangées ou partagées, via le DMP et plus généralement, les TIC (60).

Malgré ces enjeux pour les uns, des problèmes pour les autres, le fait est que les TIC permettent de connecter en temps réel, selon les utilisations faites, patients (ou non patients), cliniciens (ou autres personnels médicaux), chercheurs (ou personnels techniques) et industriels à travers (ou non) des structures académiques traditionnelles (Hôpital, Institut, Fondation). Entrent alors de nouveaux acteurs dans le champ de la santé, qui n'étaient pas présents auparavant, comme Google, Amazon, Facebook et Apple (GAFA), mais aussi Microsoft, IBM, etc. « L'extrême quantité d'interactions et d'interférences entre un très grand nombre d'unités » dont parlait Morin pour qualifier un phénomène complexe, commence à apparaître.

Mais les TIC ne semblent plus être utilisées uniquement comme un moyen de communication d'informations ou de données, développé par ces nouveaux acteurs, mais aussi comme un moyen de production d'informations et de données qui sont ensuite stockées et utilisées aussi par ces mêmes nouveaux acteurs, et évidemment aussi par les précédents. Autrement dit, ce n'est plus uniquement le moyen de communication qui est hautement valorisable (en terme, ici, de valeur d'échange), mais aussi, les informations et les données qu'il communique. L'information et la donnée se mettent à « exister », d'une certaine façon, et contraignent, aussi, les individus et l'idée qu'ils se font de l'information ou de la donnée. L'information ou la donnée n'est plus uniquement le contenu d'un message, elles sont une source de richesse et de pouvoir ; en particulier celles relatives à la santé des individus.

Comme mentionnée précédemment, la création des « bases de données » ou des « entrepôts des données » dans les centres hospitaliers en sont la preuve. Une autre publication donne une définition précise des entrepôts de données : « les entrepôts de données, ou « Data Ware-House », sont des serveurs informatiques qui permettent l'échange d'informations entre des plateformes technologiques différentes utilisant leurs logiciels propres. Ces serveurs permettent de centraliser un très grand volume de données provenant de plusieurs sources, notamment des bases de données internes. » (62). C'est la volonté de centraliser qui traduit la grande valeur, potentielle, désormais attribuée à certaines informations relatives aux individus, en particulier leur santé. Mais les auteurs fournissent d'autres informations importantes pour comprendre le principe et le fonctionnement des bases de données.

Tout d'abord, en rappelant la place que jouent les TIC dans la réorganisation du secteur de la santé, les auteurs rappellent aussi leur utilité dans la collecte de données en permettant son automatisation. Une exploitation ultérieure est rendue possible par une organisation et une uniformisation précise. L'un des points importants est que le stockage ne se fait qu'après une désidentification ou pseudo-nymisation. A partir de là, les exploitations sont multiples et variées et vont d'un simple dénombrement de données d'intérêts agrégées et anonymisées à la construction de nouvelles hypothèses de recherche. Ceci est rendu possible par l'extraction de sous-bases de données et par l'individualisation de cohortes « virtuelles » de patients ayant des caractéristiques communes. Ceci est également rendu possible par la grande diversité des données collectées (administratives, cliniques, radiologiques, thérapeutiques, de recherche ou biologiques et en particulier génétiques c'est-à-dire génomiques, transcriptomiques, protéomiques, métaboliques ou pharmacogénomiques)(62).

Enfin, les auteurs présentent les champs d'application possibles des bases de données, en soulignant tout particulièrement leur utilité pour la recherche, par leur association aux plateformes de ressources biologiques ou « biobanques » situées dans des institutions académiques de soin et/ou de recherche commune, ou résultant d'un partenariat public comme privé. Si les recherches les plus réalisées sont souvent d'ordre non-interventionnel en combinant données de santé et échantillons biologiques, toutes les formes de recherche sont en théorie possibles. En effet, les auteurs rappellent également que selon loi n°2012-300 du 5 mars 2012 relative aux recherches impliquant la personne humaine, la recherche peut utiliser ces entrepôts selon différents niveaux allant de la vérification de faisabilité d'une recherche par dénombrement des patients aux données d'intérêts pour une recherche non interventionnelle se limitant aux données (et/ou échantillons) disponibles, à la constitution d'un registre ou critère d'inclusion pour une recherche interventionnelle (62).

Les bases de données, ainsi que les TIC et les biobanques semblent alors avoir une place importante dans le développement de la MP, car elles sont essentielles pour stocker et faire circuler les informations, données et échantillons biologiques nécessaires à la compréhension des mécanismes de la cancérogénèse et du microenvironnement tumoral, à l'identification de nouveaux biomarqueurs diagnostics, pronostics ou théranostics et au développement de nouveaux traitements. Mais encore bien au-delà, avec le développement de nouvelles techniques pratiques et outils de recherche, de diagnostic et thérapeutique comme le NGS et CRISPR-Cas9, présentés précédemment, mais également l'intelligence artificielle (IA) (brièvement mentionnées), en particulier le logiciel informatique Watson développé par l'entreprise privée américaine IBM.

L'histoire commence en 2006. David Ferrucci, chercheur à IBM, propose l'idée de créer une machine qui traiterait différentes informations comme pourrait le faire un homme afin qu'il rivalise avec des joueurs reconnus du jeu *jeopardy* qui est un « jeu-questionnaire » célèbre pour ses questions piégées (63). Selon IBM, son logiciel serait en mesure de comprendre notre langage, de tester des hypothèses via un important volume d'informations en très peu de temps et d'apprendre directement les réactions des utilisateurs (64). Watson voit le jour et tient cette appellation du fondateur d'IBM de Thomas J. Watson qui fut à la tête de l'entreprise pendant 42 ans (65).

Comme espéré par ses créateurs, Watson bat les joueurs Brad Rutter et Ken Jennings en 2011 en ayant appris les règles et entraîné par lui-même. Suite à cela, IBM collabore avec le Mémorial Sloan Kettering Cancer Center (MSKCC), à New York, afin que les capacités analytiques de Watson puissent intégrer l'ensemble des informations parues dans des publications scientifiques et médicales. Un grand volume de données est alors analysé par la machine (66). Grâce à cela, Watson peut en théorie proposer une série d'examens complémentaires afin de supprimer des hypothèses et améliorer le diagnostic établi au préalable par les cliniciens. En théorie, ceci permettrait de faciliter leur tâche et limiter la marge d'erreur. En effet, car certains estiment jusqu'à plus de 150 heures la durée hebdomadaire demandée pour un clinicien, s'il souhaitait réellement connaître l'ensemble des publications portant sur des traitements en cours d'essai clinique (66).

Cependant, il est important de nuancer ces nouvelles aussi encourageantes (ou effrayantes pour d'autres) soient-elles. Tout d'abord, pour l'instant, l'utilisation de Watson ne se fait qu'au MSKCC, au Cedars Sinai Hospital de Los Angeles, mais aussi à la Cleveland Clinic dans l'Ohio et, depuis l'été 2016, au Broad Institute du MIT (67). Et bien qu'il soit déjà utilisé dans ces établissements, l'efficacité réelle de Watson ne semble pas encore vraiment démontrée. Mais en attendant, Watson continue à apprendre.

Ainsi, ces lieux de stockage, ces moyens de communication, d'échange ou de partage d'informations, de données, d'échantillons, d'argents, de biens ou de services en général révèlent la complexité de la MP, dans le sens que l'entend Morin dans le nombre et la variété d'interactions et d'unités qui le compose ; l'incertitude qui en découle aussi, car le déroulement du phénomène MP semble encore imprévisible. Mais c'est cette idée de mélange d'ordre et de désordre qui transparaît ensuite le mieux. Car en creusant un peu, on observe bien ce souci d'ordonner les choses via la création et l'organisation des lieux et des moyens propres au soin, à la recherche et/ou à l'industrie. Pourtant, le désordre émerge quand il s'agit de donner un sens précis aux choses et aux événements qui sont la cause ou qui en découlent ; c'est-à-dire les origines, mais surtout la finalité de la MP.

En résumé de cette première partie, nous avons passé en revue un certain nombre de choses et d'événements qui permettent d'argumenter l'idée de qualifier la MP comme un phénomène social complexe. La MP est un phénomène social en raison d'une existence propre et d'une composition *sui generis* et de l'effet de contraintes qu'il exerce sur les individus. La MP est également un phénomène complexe en raison d'un grand nombre d'interactions et d'interférences entre un grand nombre d'unités, mues d'incertitudes, d'indéterminations, de hasard, d'ordre et de désordre. A partir de là, se pose la question de la façon de l'étudier pour mieux l'appréhender.

1.2. Le CARPEM

Comme « réponse » au phénomène social complexe de MP identifié préalablement, la France a, depuis quelques années, commencé à réorganiser son activité de soin et de recherche autour du cancer. Comme présenté par l'article de J. Krol *et al*, l'Institut national du cancer (INCa) a lancé en 2011 et 2012 des appels à projets compétitifs pour la labellisation de Sites de recherche intégrés sur le cancer (SIRIC) (68).

Cette labellisation fait suite à des appels à projet de l'Institut national du cancer (INCa) en 2011 et 2012, qui ont abouti à labelliser huit SIRICs : le SIRIC de Marseille (Institut Paoli Calmettes, Assistance Publique des Hôpitaux de Marseille) ; le SIRIC Montpellier Cancer (Centre Val d'Aurelle, Centre Hospitalo-Universitaire de Montpellier) ; l'OncoLille (Centre Oscar Lambret, Centre Hospitalo-Universitaire de Lille) ; le BRIO, pour Bordeaux Recherche Intégrée en Oncologie (Institut Bergonié, Centre Hospitalo-Universitaire de Bordeaux) ; le SIRIC de l'Institut Curie de Paris ; le LYric, pour LY Recherche Intégrée en Cancérologie de Lyon (Centre Léon Bérard, Hôpitaux Civils de Lyon) ; le SOCRATE, pour Stratified Oncology Cell/DNA Repair And Tumor immune Elimination (Institut Gustave Roussy) ; le CARPEM, CAncer Research for PErsonalized Medicine (Hôpital Européen Georges Pompidou, Hôpital Cochin/ Hôtel-Dieu, département d'hématologie de l'Hôpital Necker) (68).

A travers la création de SIRIC, l'objectif de l'INCa était de donner à la recherche translationnelle en oncologie de « nouvelles conditions opérationnelles, afin d'optimiser et d'accélérer la production de nouvelles connaissances, et de favoriser leur diffusion et leur application dans la prise en charge des cancers » (68). L'objectif était donc de dynamiser la recherche pour optimiser le soin, et pour cela, un lien fort devait se créer entre la recherche et la clinique dans l'idée de l'INCa.

Ce lien fort entre recherche et soin est visible rien que dans la composition et l'organisation des SIRICs. Ils rassemblent à la fois des services médicaux de différents centres de soin et des équipes de recherche multidisciplinaires, pouvant être cliniques, biologiques, technologiques, épidémiologiques, en sciences humaines, économiques et sociales et santé publique ; mais aussi un certain nombre de ressources et de services pour que les recherches menées soient pluridisciplinaires, c'est-à-dire élaborer des programmes de recherche intégrée permettant de faire travailler différentes disciplines de recherche autour d'un même projet (68).

Le CARPEM a été labellisé en 2012. Il réunit environ 350 chercheurs et cliniciens à temps plein via 22 équipes de recherche Inserm et Université Paris Descartes et trois sites hospitaliers (mentionnés précédemment) (68). Sa finalité est similaire aux autres SIRIC, comme le rappelle Scotté *et al*, c'est-à-dire « développer une recherche translationnelle, fondamentale et clinique, afin de découvrir et développer des thérapeutiques ciblées, efficaces et d'optimiser ainsi le traitement des patients atteints de cancer » (69). Pour arriver à cet objectif ambitieux, mais nécessaire à la fois pour les patients, les cliniciens, les chercheurs, mais aussi les industriels, différents objectifs ont été fixés dans le cadre de ce programme (69).

Le premier objectif s'inscrit dans le cadre de la recherche fondamentale et est d'améliorer la compréhension des mécanismes de la cancérogénèse et du microenvironnement tumoral. Le second objectif s'inscrit, lui, dans le cadre de la recherche translationnelle et est d'identifier des biomarqueurs pronostics et théranostics. Le troisième et dernier objectif s'inscrit dans le cadre de la recherche clinique et est de développer de nouvelles thérapeutiques (69). Ces trois objectifs ne peuvent pas être considérés indépendamment des uns des autres, au contraire, ils sont étroitement liés et doivent être également, à leur échelle, considérés comme *sui generis*.

En effet, car il ne peut avoir de recherche translationnelle sans recherche fondamentale, il ne peut avoir de recherche clinique sans recherche translationnelle, et enfin, il ne peut avoir de recherche fondamentale sans recherche translationnelle et sans recherche clinique. C'est une boucle. L'échec de tel ou tel traitement ou l'absence de biomarqueurs diagnostics, pronostics ou théranostics dans tel ou tel cancer stimulent le développement de la recherche fondamentale pour comprendre davantage les mécanismes de la cancérogénèse et du microenvironnement tumoral ; les recherches aboutissent à de nouvelles découvertes, et la boucle repart. En termes de technique et de pratique, elle s'inscrit entièrement dans la description de la MP que nous avons faite dans la partie précédente.

Mais l'originalité du CARPEM est qu'il revêt aussi l'idée d'associer à ces recherches, un temps de « réflexion éthique » et une recherche en éthique (69). L'objectif de ce temps de réflexion est de permettre d'établir un lien entre les différents lieux et personnes dans le parcours de recherche présenté précédemment, mais aussi dans la prise en charge des malades. En d'autres termes, assurer une communication et un partage d'informations large entre les différents chercheurs et cliniciens rassemblés sous l'égide du CARPEM. La communication est le facteur clé identifié par le CARPEM pour un bon développement de la MP, pour l'appréhender, mais pas uniquement au sein du cercle des spécialistes médicaux et scientifiques, chercheurs et cliniciens ; la communication va au-delà du cercle des spécialistes attendus.

Le rapport de mi-parcours du CARPEM rendu en 2015, ainsi qu'une récente publication (70), dont nous nous inspirerons pour cette dernière partie, nous permet de présenter les raisons de cette communication « élargie » et certains de ses résultats. La première raison est incarnée par l'existence même de l'équipe de recherche 22 du CARPEM.

Cette équipe correspond au laboratoire d'éthique médicale (LEM) qui fait partie d'un laboratoire de recherche multidisciplinaire (EA 4569) reliant les départements de médecine et des sciences humaines et sociales de l'université Paris Descartes. Il inclut des chercheurs en éthique, des philosophes, des épistémologues et des politologues.

Cette équipe multidisciplinaire coopère avec le CARPEM en trois lieux : tout d'abord, pour aider les équipes du CARPEM à maintenir une approche centrée sur le patient et à identifier les questions éthiques ; puis, pour développer un programme de recherche spécifique dédié aux questions éthiques qui émergent au travers des nouvelles pratiques en MP ; enfin, pour faciliter un meilleur engagement et implication des patients dans les projets du CARPEM.

Le CARPEM soutient différentes actions. Rappelons que le LEM coopère déjà avec le Comité de Protection des Personnes Ile de France 2 (CPP IdF 2) pour la mise en place d'un comité d'éthique de la recherche (CERHUPO) s'occupant de la recherche non interventionnelle. De plus, le CERHUPO travaille à la fois avec les représentants de patients et l'équipe 22 pour formaliser les règles d'accès et de partage des données collectées dans les bases de données. Mais dans le cadre spécifique du CARPEM, l'équipe a créé deux comités multidisciplinaires : un comité mixte (CM) et un comité de patients (CP) pour réfléchir sur les défis auxquels les scientifiques sont en train de faire face dans leur recherche et permettre une meilleure compréhension de la part des patients.

Le CM regroupe les chercheurs du LEM, les praticiens et les chercheurs contribuant aux aspects scientifiques et médicaux du CARPEM. Le CM a été créé pour être ce lien entre professionnels (chercheurs et cliniciens) travaillant dans le cancer et le CP. Le CM a eu une réunion mensuelle de février 2013 à septembre 2014 et des réunions trimestrielles par la suite. Le rôle majeur du CM était de collecter et de communiquer l'information sur les objectifs du CARPEM. En pratique, le CM a interrogé les professionnels de santé impliqués dans la prise en charge des patients sur, à la fois leurs connaissances, expériences et opinions concernant la MP dans le contexte du CARPEM. Par la suite, les résultats de ces entretiens ont été présentés au CP.

Le CP est composé de patients, des représentants de patients et de chercheurs du LEM (juristes, psychologues et éthiciens). Ce comité est un comité consultatif, dont le rôle est de valider les « délivrables » transmis par le CM. La réaction et les attentes des patients ont été communiquées aux cliniciens et aux chercheurs à travers le comité mixte. Le CP a eu des réunions toutes les deux à trois semaines, depuis décembre 2012.

Il y a eu de nombreuses interactions entre le CM et le CP afin de développer de nouvelles pratiques et un meilleur traitement de l'information. Cette méthodologie incorpore à la fois les attentes des chercheurs et des patients dans la recherche menée par le CARPEM. Le modèle a démontré l'intérêt d'une interaction entre les différents participants, en utilisant des lieux d'interaction séparés, en permettant une liberté d'expression avec un médiateur, résultant dans l'émergence d'une discussion éthique et multidisciplinaire. Les résultats préliminaires suggèrent que la MP émerge, alors que les professionnels de santé n'ont pas encore pris en compte les implications, particulièrement en termes de responsabilités et de pratiques dérivées et comment son développement entraînera de profonds changements dans les pratiques.

Le travail conjoint des deux comités a surtout permis de montrer le besoin d'implication des patients dans la construction de la MP, en particulier dans le CARPEM. Leurs recommandations (plus bas) ont été présentées à un workshop public le 6 décembre 2013 : « les nouveaux paradigmes de la médecine de précision et personnalisée » (71). D'ailleurs, à la suite de l'engagement des patients dans les projets du CARPEM, grâce au programme éthique et cancer, un représentant de patients a maintenant été inclus dans le comité de pilotage du CARPEM.

La première recommandation est d'informer correctement le patient et sa famille de leur liberté d'accepter ou de décliner une méthode de diagnostic ou de traitement de MP, sans jugement d'aucune sorte. Une information juste et équilibrée au patient, et/ou sa famille, doit couvrir à la fois les différentes options de traitement et les conséquences prévisibles des résultats. La deuxième recommandation est d'assurer que toute information recueillie de ces études soit sécurisée, à garder avec les objectifs de la MP. La troisième est d'inclure les patients et des groupes représentants de la société civile dans toutes les décisions et traitements. En plus des besoins déjà identifiés pour partager l'information entre toutes les parties concernées, trois problèmes majeurs ont émergé de l'interaction entre les deux comités.

Le premier problème cerné par les comités du CARPEM est : « comment mieux informer les patients ? ». En effet, selon ces comités, la MP est définie comme un changement de paradigme, à la fois pour la recherche médicale et le soin. Les données personnelles et les échantillons biologiques sont collectés durant le parcours de soin et sont maintenant stockés respectivement, indéfiniment dans les bases de données et les biobanques et peuvent être réutilisés dans de futures recherches. Dans ce contexte, il a été mis en évidence, par les deux comités, que beaucoup de soignants avaient du mal à transmettre l'information à propos de ces nouvelles pratiques aux patients et que moins de consentements éclairés attendus ont été obtenus.

Ainsi, sous l'impulsion du CARPEM et de ses comités, une enquête ethnographique a été conduite par un clinicien et une psychologue pour explorer davantage cette question. Ils ont trouvé que le problème n'était pas un manque de volonté, mais plus un manque de compréhension de ce que le « devoir d'informer » impliquait. Beaucoup des parties prenantes n'ont pas compris le processus parce que la multiplicité des plateformes techniques (radiologie, bio-informatique, biologie, etc.) implique la production de données durant le parcours de soin en MP. L'image qui émerge de ces résultats est que le processus a été considéré comme étant constitué de multiples et indépendantes cellules, sans interactions concrètes entre elles.

Les résultats de l'enquête furent initialement présentés aux professionnels de santé et chercheurs du CARPEM afin qu'ils réalisent la nouvelle idée, essentielle, de travailler ensemble et de considérer les patients comme l'un des éléments centraux de la communication. Le CARPEM relève ce besoin de développer les interfaces entre les différents composants du processus. Mais cela impliquerait une reconfiguration du parcours de soin, de la participation de la recherche et travailler à une implication plus active des patients.

Le second problème cerné par les comités du CARPEM est « comment collecter « éthiquement » des échantillons pour des études rétrospectives ? » Avec les avancées technologiques en génomique, les normes de la recherche clinique ont commencé à changer. Les études prospectives, qui sont la base de la recherche clinique, bien que toujours importantes maintenant, ont besoin d'être combinées avec les études rétrospectives. Pour les comités, il est critiquable d'être capable d'étudier rétrospectivement une cohorte de patients, par exemple, qui auraient pu paraître similaires aux cliniciens, mais répondre différemment à un même traitement, sans explications préalables aux patients. L'étude des génomes de patients ou des génomes de tumeurs permet l'identification de marqueurs moléculaires qui prédisent la réponse au traitement.

Selon eux, ce changement a certaines conséquences : les échantillons qui sont collectés au cours du soin en clinique pourraient être utiles pour la recherche, mais les patients peuvent ne pas avoir donné de consentement pour une utilisation en recherche. Donc il est important d'organiser des collections de tumeurs pour ces études rétrospectives en les adaptant au consentement du patient. Jusqu'à récemment, pour que le consentement à utiliser des échantillons pour la recherche soit applicable, le consentement devait expliquer l'objectif de l'étude. Le vocabulaire du consentement fut un obstacle à la création de collection de tumeurs pour leur utilisation dans des études rétrospectives sur le cancer.

A la suite de discussions entre le CP et le CM, un consentement qui englobe les collections de tumeurs pour la recherche a été rédigé et validé par le CPP. Chaque projet utilisant ces collections de tumeurs pour des études rétrospectives devra être présenté devant le CPP pour l'approbation. Ce consentement commence à être utilisé à l'HEGP, et bientôt à l'hôpital Cochin.

Le troisième et dernier problème cerné par les comités du CARPEM est « comment améliorer le soin des patients par une approche holistique en médecine de précision ? » Les quatre premières questions identifiées par le comité de patients sont : 1) Quel type d'information est disponible et comment circule-t-elle entre les différents acteurs de la prise en charge du patient ? 2) Comment expliquer aux patients qu'ils pourraient être non éligibles à un traitement innovant, sans qu'ils pensent qu'ils aient été exclus ou que le clinicien a abandonné ? 3) Comment expliquer aux patients que la non durabilité de certaines cibles thérapeutiques peuvent mener à un arrêt du traitement ? 4) Comment gérer les effets négatifs des thérapies ciblées, compte tenu de la multitude de soignants dans différentes situations ?

Ces résultats ont également abouti à la création d'un troisième comité, le comité transversal, mélangeant membres du CP et du CM et s'élargissant aux industriels et privés (Roche, Orange) pour réfléchir ensemble sur ces questions et enjeux.

Ainsi, en résumé de cette seconde partie, il est important de relever que cette caractéristique du CARPEM est à la fois un moyen de recherche à l'intérieur du phénomène (recherche fondamentale, appliquée et clinique) et un moyen de réflexion et de recherche à l'extérieur du phénomène (réflexion éthique, recherche en bioéthique) ; c'est-à-dire que le CARPEM permet en même temps des recherches ou des réflexions à l'échelle microscopique et moléculaire et à l'échelle macroscopique et sociale. Le CARPEM permet de donner un sens biologique et médical à une telle pathologie, mais aussi un sens social à nos actes face à cette même pathologie ; essayer de comprendre pourquoi une maladie comme le cancer tue des individus, et comment y remédier, d'une part, mais aussi essayer de comprendre pourquoi et comment la MP, qui découle, entre autres, de ces recherches, change la société et pourquoi et comment la réorganiser, d'autre part.

C'est pour cela que la première question proposée par les comités, « quel type d'information est disponible et comment circule-t-elle entre les différents acteurs de la prise en charge du patient ? », est celle qui a tout particulièrement retenu notre attention pour une recherche plus approfondie en bioéthique. En effet, indirectement, la question est posée sur l'organisation du phénomène, et sa finalité via cette question regroupant acteurs, nature des informations échangées ou partagées et moyens de communication utilisés. Selon nous, elle est celle qui ouvre un certain nombre de nouvelles perspectives de recherche en bioéthique sur le phénomène de la MP en lui-même, mais également sur la méthode pour le faire.

2. Vers une autre approche de la bioéthique

Déterminer et résoudre les enjeux éthiques posés par un phénomène social complexe comme la MP, nécessiteraient, selon nous, une recherche en bioéthique avec de nouvelles méthodes propres, auxquelles s'ajouteraient aussi de nouveaux objectifs propres. C'est d'ailleurs avec ses propres objectifs et méthodes que la bioéthique pourra être enfin considérée comme une discipline de recherche académique à part entière. Car les objectifs les plus communs, et représentés, de la bioéthique sont bien souvent de nature restrictive, proches de ceux du droit ou de la philosophie morale.

En effet, la crainte de nouvelles catastrophes possibles (et non certaines) semble avoir « contraint » la bioéthique à se concentrer principalement sur un contrôle des phénomènes sociaux émergents (de simples connaissances, techniques ou pratiques à des ensembles complexes de connaissances, pratiques et de techniques et plus encore comme la MP), en médecine et en science, par le biais, non adapté, de procédures et de normes réglementaires, juridiques et morales spécifiques, basées sur des valeurs, ou des principes (autonomie, bienfaisance, non-malfaisance, justice), avec un sens relativement strict (72). Nous pensons alors que la bioéthique doit intégrer l'idée de phénomène social complexe.

Ainsi le terme « bioéthique » devrait refléter la volonté de déterminer et penser les enjeux éthiques d'un phénomène social émergeant dans le champ médical ou scientifique, sans aucune (ou au moins au minima) idée préconçue. En d'autres termes, la bioéthique nécessiterait un objectif plus extensif, prospectif et introspectif (à l'échelle de la société, non uniquement celle de l'individu), proche, d'une certaine façon, de la définition de « l'éthique » du philosophe français, Paul Ricoeur (73), lequel, à la philosophie, a intégré les sciences humaines, remettant en cause les normes établies, si cela semble nécessaire pour un avenir « meilleur » de la société et de ses individus.

Ainsi, dans cette partie majeure de la thèse sur laquelle se fonde sa méthode de recherche et de réflexion, et plus généralement sa structure, nous commencerons par introduire des arguments en faveur d'une distinction claire entre les objectifs de la recherche en bioéthique et ceux de la philosophie morale et du droit ; sans pour autant omettre leur complémentarité essentielle. Nous discuterons ensuite des principales méthodes de recherche et de réflexion connues (déductive, inductive, analytique, systémique), ce qui nous permettra de justifier le développement et l'utilisation d'une autre méthode de recherche et de réflexion : la modélisation théorique systémique inductive qualitative.

Là était d'ailleurs toute la difficulté de ce travail, car il semblait résider au même endroit les nouveaux enjeux éthiques de la MP, et les nouveaux enjeux méthodologiques de la bioéthique.

2.1. L'objectif de la recherche

Avant la Seconde Guerre mondiale et le code de Nuremberg, la notion de « santé publique » n'était pas encore véritablement développée. La médecine semblait être alors davantage une affaire privée, où il ne s'agissait que d'un médecin, d'un patient, et d'une relation fondée, comme le disait Louis Portès, ancien président de l'Ordre des médecins en France, « sur une confiance fondée sur une conscience » (74). Mais l'émergence parallèle de la « médecine expérimentale » transforma progressivement cet équilibre.

Comme le révèle, plus ou moins directement, le biologiste français Claude Bernard, dans son ouvrage *Introduction à l'étude de la médecine expérimentale*, les « premiers » chercheurs du XIXème siècle, tels que lui-même, pour différentes raisons, se concentraient davantage sur leurs intérêts propres, que ceux des patients devenus, dans ce contexte, des sujets d'étude (75). En effet, et cela jusqu'avant la guerre environ, les laboratoires de recherche s'intéressaient relativement peu à l'opinion publique, et les chercheurs accordaient relativement peu d'attention aux souhaits des individus, patients compris (76). Cependant, suite aux abus de la Seconde Guerre mondiale dans le champ de la recherche médicale et, plus particulièrement, suite au rapport du médecin américain, Henry Beecher dans *New England Journal of Medicine* en 1966 (77) qui s'intéressa, à ce moment, à l'éthique (mais dans un sens moral) de l'expérimentation humaine aux États-Unis (77), et aux nouvelles approches biomédicales proposées dans les années 1960 (dons d'organes, bébés test, clonages), une sorte de « conscience collective » émergea.

Les scientifiques, les techniciens et le personnel médical et paramédical, impliqués dans l'utilisation de ces nouvelles techniques et pratiques en recherche et en soin, commencèrent à ressentir une plus grande responsabilité envers les personnes qu'ils traitaient au quotidien. Les juristes, les moralistes (philosophie morale), les théologiens, les éthiciens et les déontologues commencèrent alors à étudier les implications morales et juridiques de tels nouveaux phénomènes. Il apparut de plus en plus évident, à cette époque post-guerre, qu'il revenait désormais à la société de faire des choix importants pour le présent, concernant ces techniques et pratiques qu'apportait le phénomène, mais aussi pour le futur et, surtout, à avoir conscience des conséquences à long terme de ces choix (76). Dès lors, la bioéthique naquit.

Le terme « bioéthique » fut « inventé » par le biologiste Van Rensselaer Potter, au début des années 1970. Van Rensselaer Potter utilisa ce terme pour la première fois dans un article médical (78), puis dans son livre de bioéthique *Bridge to The Future* (79). Mais en réalité, quel que soit le nom du premier initiateur, c'est un consensus concernant les thèmes de la bioéthique qui émergea à ce stade, et non celui concernant les objectifs de la bioéthique, ou encore moins celui de la méthode de recherche et de réflexion la plus appropriée. Pourtant, au même moment, sans objectifs et méthodes consensuels clairement établis, d'importantes déclarations internationales (ONU en 1948, Helsinki en 1964, Oviedo en 1997, UNESCO en 2005), création de comités d'éthique, cours universitaires et développement de nouveaux concepts interdisciplinaires vont se produire, principalement en Europe et en Amérique du Nord (80). Mais ces initiatives, « collectives », n'empêchèrent pas le « monde » de la bioéthique à se scinder progressivement en deux faces à la question essentielle de son objectif.

Les deux objectifs proposés à ce moment peuvent être formulés de la manière suivante. La bioéthique devrait-elle être l'application stricte de normes morales et juridiques spécifiques, considérées comme « universelles », afin de contrôler la recherche et le soin, dans le temps et l'espace, par le biais de comités et de régulateurs (quitte à ce que ces objectifs se chevauchent considérablement avec ceux de la philosophie morale et du droit) ? Ou au contraire, devrait-elle être quelque chose d'autre, de beaucoup plus prospectif que restrictif, ou conservateur, impliquant la création de nouveaux laboratoires et d'activités de recherche, intégrant l'approche des sciences de la vie et de la santé et les sciences humaines et sociales ? La réponse à l'époque semble avoir été les deux aspects, mais avec un net avantage pour le premier.

Certains craignaient, et craignent toujours, que la science pourrait apporter, encore et encore, désastre sur désastre, avec des conséquences irréversibles pour la société, au présent, comme au futur (81). Des questions telles que l'eugénisme ou, plus récemment, le clonage, l'intégrité du génome humain et les effets des humains sur l'environnement (82) semblent avoir forcé la bioéthique à limiter ses objectifs à un contrôle ferme des applications médicales et scientifiques à travers des procédures réglementaires, juridiques et morales spécifiques, basées sur des valeurs, des principes (autonomie, non-malfaisance, bienfaisance, justice), des règles et des lois avec une signification précise et/ou, considérée, comme « universelle » (83).

Pourtant, la société semble avoir changé bien plus au cours des dernières décennies (voire des dernières années) que sur les deux millénaires précédents (84). Il est donc tout à fait possible que des recherches, des techniques ou des pratiques simples, ou des phénomènes sociaux plus complexes, jugés immoraux, illégaux ou erronés par le passé, ou encore aujourd'hui, sur la base de normes datant de toujours, ne le soient plus demain, et pour commencer, dès aujourd'hui (85). D'ailleurs, l'histoire des sciences modernes est parsemée de célèbres exemples de révolutions scientifiques, comme Nicolas Copernic, Galileo, René Descartes et Charles Darwin. Ces exemples ont bien démontré l'idée qu'une société nécessite d'être à la fois critique et ouverte face à de nouvelles découvertes scientifiques, et médicales, si elle souhaite se renouveler et perdurer dans le temps et l'espace.

Dans cette continuité, depuis les années 1980, un petit groupe de chercheurs en bioéthique, principalement des sociologues ou d'autres chercheurs influencés par les sciences humaines et sociales, dont Raymond Massé, anthropologue et actuel directeur du département d'anthropologie de l'Université Laval au Québec, a commencé à avancer cette idée (86) : la morale et le droit devraient uniquement répondre respectivement sur la moralité et la légalité d'un phénomène social émergent (connaissances, techniques, pratiques, ensemble plus complexe) en médecine ou en science du vivant, par l'application des normes en vigueur, à l'instar de la bioéthique qui devrait questionner la pertinence de ces mêmes normes en vigueur à l'égard de ces nouveaux phénomènes sociaux, afin de déterminer les bénéfices possibles et probables pour la société et ses individus à laisser le phénomène émerger en son sein (sans éluder les risques possibles et probables) (Figure 1) (87).

Cependant, cela ne peut se produire efficacement sans une confrontation directe au réel et une projection à long terme dans l'avenir sans idées préconçues. En d'autres termes, quand un nouveau phénomène social (simple, mais plus particulièrement complexe) émerge en médecine, ou en biologie, et pose « problème » au « cadre normal » de la société, la bioéthique devrait essayer de déterminer des solutions possibles et probables, non des certitudes, pour le futur, maximisant les bénéfices, et limitant les risques, à long terme, de la société et de ses individus, en étudiant la réalité du phénomène social par l'observation, et non uniquement l'idée que certains s'en font.

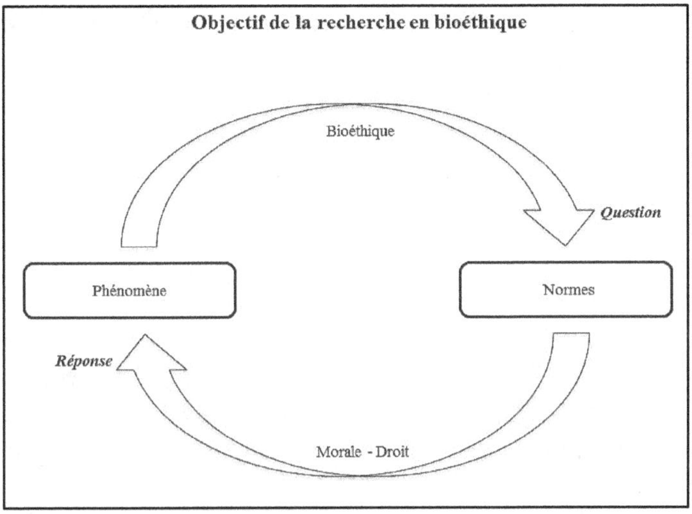

Figure 1. Schéma représentant les objectifs différents mais complémentaires de la recherche en bioéthique, de la morale et du droit.

L'avortement (médicalement assisté), en tant que phénomène social aussi, est une bonne illustration de cette idée. Jusqu'aux années 1970, l'avortement était jugé comme illégal et immoral dans de nombreux pays. Mais de nouveaux concepts (et contraintes extérieures aux individus) ont commencé à émerger après la Seconde Guerre mondiale : 1) le désir des femmes de contrôler leur grossesse, pour leur permettre d'étudier et de travailler, soit de disposer librement de leur corps ; 2) le développement de la gynécologie et de l'obstétrique ; 3) les préoccupations croissantes de santé publique liées aux avortements illégaux pratiqués dans des conditions déplorables, dangereuses et non hygiéniques (88). Ainsi, les changements simultanés de la médecine et de la pensée rendirent le maintien de la loi difficile. Le politique dut reconsidérer la loi pour combler ce fossé visible entre les normes établies et la réalité, c'est-à-dire entre ce que la société pense être, et faire, depuis toujours, et pour toujours, et ce que les individus sont, et font, ou veulent être, et faire, en réalité. Le cadre « normal » put ainsi être reconsidéré et réadapté, relativement à la réalité des faits présents, et sur son devenir probable, et les bénéfices possibles et probables (sans éluder les risques) pour la société et ses individus, et, dans ce cas plus particulièrement, pour les femmes.

En résumé, notre idée est que les objectifs de la recherche en bioéthique, de la morale et du droit devraient être considérés comme complémentaires plutôt que synonymes, ou même antagonistes (Figure 1). En ce sens, l'objectif de la bioéthique devrait être un travail de recherche questionnant les normes établies, faisant face à un phénomène social (simple, mais plus particulièrement complexe) émergent nouveau, afin de déterminer les bénéfices pour la société (bénéfices collectifs) et ses individus (bénéfices individuels), sans omettre les risques à laisser le phénomène émerger en son sein, et des solutions possibles et probables, non des certitudes, pour le présent et le futur, qui permettront à ces bénéfices identifiés de se produire.

La pertinence et la force d'un tel raisonnement prédictif devraient se fonder sur les actions présentes, et réelles, de la société et de ses individus corollaires du phénomène social étudié, en particulier s'il est complexe comme la MP, et non uniquement selon des idées, considérées comme universelles, ou absolues, que certains s'en font. Une fois la recherche terminée, et si elle aboutit à des possibilités allant dans le sens d'une modification des normes établies, la société retiendrait celles qui lui conviendraient, puis à travers la philosophie morale, et le droit, considérerait la manière dont elles devraient être modifiées, appliquées, ou étalonnées. Mais pour finir sur la question de l'objectif de la recherche, des précisions sur l'idée de bénéfice (intérêt) collectif (société) et de bénéfice individuel nous semblent importantes, en particulier dans le cas de la MP où, comme nous avons commencé à l'entrevoir précédemment, soin et recherche peuvent se superposer dans le temps et l'espace.

En effet, la recherche diffère du soin sur le principe de privilégier l'intérêt (ou bénéfice) commun à l'intérêt individuel (89). Mais la loi n'est pas toujours aussi claire, car si l'une des conditions à la recherche biomédicale est « d'étendre la connaissance scientifique et les moyens susceptibles d'améliorer sa condition », deux autres sont « le risque prévisible encouru par les personnes qui se prêtent à la recherche ne doit pas être hors de proportion avec le bénéfice escompté pour ces personnes ou l'intérêt de cette recherche » et surtout « l'intérêt des personnes qui se prêtent à une recherche biomédicale prime toujours sur les seuls intérêts de la science et de la société » (Article L1121-2, code de la santé publique), donc l'importance d'un rapport bénéfice/risque favorable au patient ; soit au final, un bénéfice individuel qui l'emporterait sur le bénéfice collectif, même en recherche.

Pourtant, une société, en général, démocratique, c'est-à-dire reposant sur un système de décision politique collectif et populaire (direct ou indirect), est souvent dans la quête d'un équilibre entre le bénéfice individuel et le bénéfice collectif ; secteur médical compris. Mais l'équilibre entre les deux types de bénéfices peut varier de manière significative selon le modèle social et économique en place. En effet, dans une société dite « libérale », comme les États-Unis, l'équilibre penchera significativement du côté du bénéfice individuel (propriété privée), tandis que dans une société dite « sociale » (centralisation, planification), comme la France, l'équilibre penchera significativement du côté du bénéfice collectif (propriété collective). L'exemple type est la présence, ou non, d'une sécurité sociale publique : présente en France, absente (ou quasi absente) aux États-Unis. En France, c'est l'ensemble qui cotise afin d'assurer un accès « gratuit » et égal au soin à chacun, tandis qu'aux États-Unis, chacun paie directement pour soi (là résidait d'ailleurs tout l'enjeu de l'« Obamacare », récemment, aux États-Unis).

Mais la création et le partage de bénéfices individuels et collectifs sont bien plus subtils. *L'Utilitarisme* de John Stuart Mill (90) ainsi que le *Manifeste du parti communiste* de Karl Marx et de Friedrich Engels (91) nous permettent de mieux comprendre cette subtilité, que nous pensons importante pour la suite de ce travail.

Selon Mill, le bénéfice collectif est indirect, car il doit être la somme de l'ensemble de bénéfices individuels directs. C'est-à-dire que le bénéfice collectif est maximisé en second si chaque bénéfice individuel l'est en premier (90). D'où cette quête du bénéfice, qu'il soit matériel ou immatériel, de chacun mais par chacun, c'est-à-dire des projets de vie relativement indépendants, bien que rattachés à certains éléments ou phénomènes sociaux communs (religion, culture, lingue, territoire) donnant un but relativement commun, essentiel au maintien et à la cohésion du groupe dans l'espace et le temps (90). A l'inverse, en interprétant les idées de Marx et de Engels, une société socialiste (économie centralisée et planifiée), considéra que le bénéfice collectif est direct, car il n'est pas une somme de bénéfices individuels directs, c'est-à-dire le résultat de projets (plus ou moins) indépendants, mais le résultat d'un seul et même projet commun qui fixe, d'ailleurs, le groupe, l'unité, et que le bénéfice individuel est indirect et correspondra à un partage égal et loyal (en théorie) du bénéfice collectif de ce projet commun (91).

Ainsi, qu'on se trouve dans une société démocratique plus « socialiste » ou « sociale » (économie centralisée et planifiée) comme la France, ou dans une société démocratique plus « libérale » (économie de marché) comme les États-Unis, le bénéfice individuel semble être à chaque fois la finalité essentielle. Cependant, les moyens développés favoriseront soit un bénéfice individuel direct (libéral), soit un bénéfice individuel indirect (social), ce qui a un impact important sur l'organisation et/ou le fonctionnement global de la société, mais aussi par secteur d'activité comme le médical. Car l'« unité » motrice réside dans l'individu pour le premier, dans le groupe pour le second (c'est en cela que nous parlions avant de bénéfices préférentiellement individuels ou préférentiellement collectifs). L'un fonde l'échange de biens ou de services privés (propriété privée, bénéfice collectif indirect, bénéfice individuel direct) jugé comme « fondamental » aux États-Unis (processus de libéralisation), l'autre, le partage de biens ou de services mis en commun (propriété collective, bénéfice collectif direct, bénéfice individuel indirect) jugé comme « fondamental » en France, en particulier autour de la santé et de l'éducation (processus de mutualisation publique ; de centralisation et de planification économique). La présence ou l'absence de sécurité sociale reste encore un bon marqueur de différenciation entre les deux modèles de société.

La raison de cette brève discussion autour de la question des bénéfices est qu'elle nous permet d'apporter une nuance essentielle aux objectifs de la recherche en bioéthique. Nous proposions que l'objectif de la bioéthique soit un travail de recherche questionnant les normes établies faisant face à un phénomène social (simple, mais plus particulièrement complexe) émergent nouveau afin de déterminer les bénéfices et les risques, pour la société et ses individus, à laisser le phénomène émerger en son sein, et des solutions possibles et probables, non des certitudes (idem pour les bénéfices et les risques), pour le présent et le futur, qui permettront à ces bénéfices identifiés de se produire et de réduire les risques. Donc, à la question des bénéfices recherchés individuels et/ou collectifs possibles, se pose également celle de l'équilibre possible entre bénéfices collectifs et bénéfices individuels. Une question d'équilibre autant plus importante, comme nous l'avons dit, mais mérite d'être répétée, dans le cas de la MP où, soin et recherche, soit bénéfice individuel et bénéfice collectif, peuvent se superposer dans l'espace et le temps ; même remarque pour les risques. Nous cernons bien les perspectives en termes de choix politiques qu'offrirait un travail de recherche en bioéthique de ce type.

Mais désormais, pour atteindre cet objectif, pour le moins ambitieux, se pose la question de la méthode que la recherche en bioéthique devrait choisir et mettre en œuvre.

2.2. Le choix d'une méthode

Plutôt que de fournir une liste de toutes les méthodes de recherche et de réflexion possibles et connues, nous considérons seulement les plus largement utilisées dans la recherche académique d'aujourd'hui.

Tout d'abord, rappelons qu'il existe au moins deux grandes écoles de pensée en recherche : le rationalisme (la connaissance fondée sur la raison) et l'empirisme (la connaissance fondée sur l'expérience) (92), qui ont donné lieu, ou sont liées, au moins, à quatre principales méthodes de recherche et de réflexion : la déduction (rationaliste), l'induction (empiriste), l'analyse (tendance rationaliste) et la systémique (tendance empiriste) (93, 94). Ces quatre principales méthodes peuvent être combinées avec deux autres méthodes, la modélisation et l'expérimentation, que nous reverrons plus précisément dans la section suivante. Nous tenterons d'abord ici de déterminer quelle méthode correspond le mieux aux objectifs de la recherche en bioéthique, proposée dans la section précédente.

La méthode déductive peut être définie comme une méthode permettant de démontrer la validité (vérité) d'une explication possible (hypothèse) ou de l'effet d'un phénomène (93) (Figure 2a). L'hypothèse est formulée davantage sur la base de l'intuition que celle de l'observation du phénomène. La méthode déductive est donc plus proche du rationalisme que de l'empirisme, c'est-à-dire une connaissance fondée davantage sur la raison et non l'expérience. Mais la particularité essentielle (voire l'erreur) de l'utilisation de la méthode déductive en bioéthique est que l'intuition ne repose pas sur des principes dits « logiques », et d'une certaine façon « objectifs », mais sur des principes éthiques, moraux et juridiques (autonomie, non-malfaisance, bienfaisance, justice) dont le sens n'est pas nécessairement sémantiquement logique, et extrêmement subjectif. Quoi qu'il en soit, dans un sens scientifique, philosophique ou mathématique, l'objectif de la déduction reste la validation d'une intuition comme une certitude (vérité), quel que soit le lieu, ou le moment, plutôt que la formulation de nouvelles hypothèses probables sur l'explication du phénomène et/ou son évolution (Figure 2a). Dès lors, cette méthode ne semble pas convenir à l'objectif formulé précédemment, qui se veut probable et non certain, variable et non constant.

La méthode inductive est une méthode visant à fournir l'explication, ou la prédiction, la plus vraisemblable d'un phénomène, bien que cette explication, ou cette prédiction, ne puisse pas entièrement correspondre à la réalité, entraînant un certain degré d'incertitude (93) (Figure 2b). La méthode inductive est basée sur l'étude du phénomène lui-même (hypothèse induite) plutôt que sur des intuitions ou des principes ; l'hypothèse est formulée uniquement sur la base de l'observation du phénomène, et non une idée préalable. Ainsi, par opposition à la déduction, cette méthode est plus proche de l'empirisme que du rationalisme. Et la méthode ne part pas des raisons pour lesquelles quelque chose pourrait être considéré comme vrai (ou bon, ou mauvais), mais de l'observation « directe » et

« réelle » de la chose en question. Donc, qu'il s'agisse d'une approche scientifique, mathématique, logique ou philosophique, l'objectif de l'induction est de déterminer de nouvelles hypothèses probables pour le présent et/ou pour l'avenir plutôt que de valider celle qui correspondrait parfaitement à la réalité (Figure 2b). Cette méthode semble donc plus adaptée à notre objectif.

La méthode analytique pourrait être définie comme le moyen de réponse à cette question : « de quoi c'est fait ? » (Figure 2c). La méthode analytique implique la division minutieuse du phénomène en parties, en éléments, en sous-éléments, etc. qui sont ensuite étudiés individuellement (Figure 2c) (95). Cependant, l'efficacité de cette méthode dépend de la complexité du phénomène. En effet, si les phénomènes humains sont trop complexes et leurs éléments insuffisamment homogènes, il est peu probable que les lois élémentaires soient véritablement additives et que le résultat obtenu soit représentatif de la réalité du phénomène (96). Or, comme nous l'avons vu précédemment, la recherche en bioéthique étudie des phénomènes humains souvent complexes, difficiles à diviser en éléments homogènes. La méthode analytique n'est donc pas, ou peu, adaptée aux objectifs de la recherche en bioéthique définis ci-dessus. Historiquement, cette méthode a surtout été utilisée par les rationalistes, en basant sur la raison pure l'intuition et des principes (logiques, mathématiques, scientifiques, philosophiques, juridiques, moraux, etc.), en combinaison avec la méthode déductive (Figure 2c) (97).

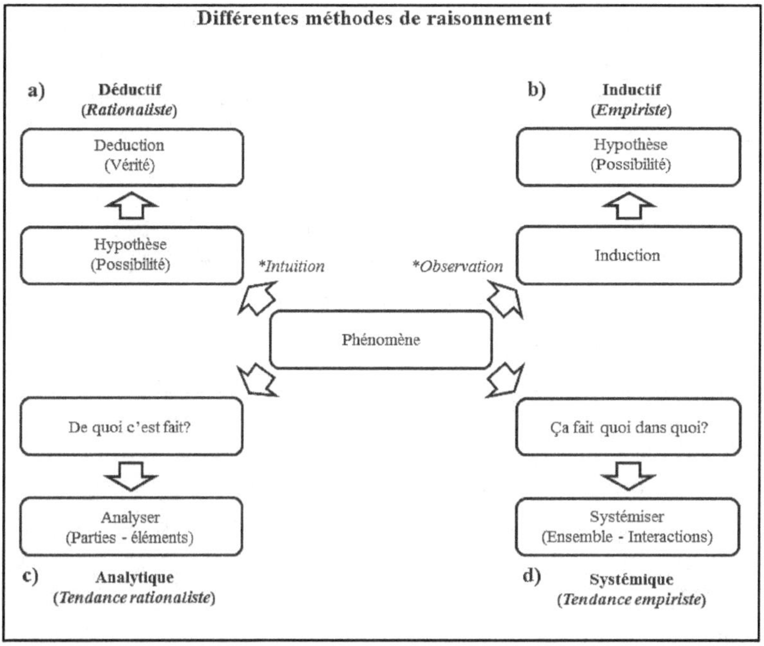

Figure 2. Schéma représentant les méthodes a) déductive, b) inductive, c) analytique, d) systémique.

La méthode systémique pourrait être définie comme le moyen de réponse à une autre question : « ça fait quoi dans quoi ? » (Figure 2d). La méthode systémique étudie le fonctionnement d'un phénomène, souvent complexe, comme un tout, comme un système. Elle se veut descriptive, mais surtout opérationnelle, c'est-à-dire dépasser le stade unique de la description du phénomène. Les interactions et les effets du phénomène y sont davantage considérés que les éléments et les causes (Figure 2d) (94). Cette approche globale vise à éviter la simplification excessive d'un phénomène complexe (94). Elle se concentre sur des concepts tels que le système, la fonction, le contrôle, l'auto-organisation, le réseau, le flux, la communication, l'information, la perturbation et la rétroaction. Les interactions définies en fonction de ces concepts semblent fournir une meilleure représentation du phénomène dans l'espace et le temps, ce qui permet d'agir plus efficacement que l'approche analytique (97-101). C'est en cela qu'elle dépasse le stade de la description. Cette approche semble adéquate pour atteindre notre objectif.

Nous pouvons utiliser l'exemple du fonctionnement d'une voiture électrique pour résumer et illustrer concrètement ces quatre méthodes : a) la déduction vise à valider l'hypothèse du fonctionnement de cette voiture avant, ou sans jamais la voir, basée uniquement sur des connaissances antérieures ou pensées sur ce qu'est une voiture (rationaliste) ; b) l'induction vise à proposer des hypothèses probables concernant le fonctionnement de la voiture basée uniquement sur son observation, sans hypothèses préalables (empiriste) ; c) l'approche analytique tente de déterminer comment la voiture fonctionne en la décomposant en parties et éléments puis de les étudier séparément ou par petit nombre, mais cette approche nécessite des connaissances préalables sur la façon dont une voiture fonctionne, pour ensuite assembler les connaissances fragmentées en un tout cohérent (tendance rationaliste) ; d) l'approche systémique vise à déterminer la fonction de cette voiture en observant et représentant le comportement de l'ensemble, mais sans nécessiter forcément une connaissance préalable du fonctionnement d'une voiture (tendance empiriste).

Cet exemple, très concret, révèle qu'un objet complexe, comme une voiture électrique, peut être étudié de différentes manières, avec une efficacité et des prérequis relatifs aux objectifs de l'étude. Qu'en est-il maintenant de l'« objet » MP ?

Comme nous l'avons présentée précédemment, la MP est un nouveau phénomène social complexe en médecine qui révolutionne la pratique clinique mais aussi la recherche, l'industrie, et la société en général. Les causes sont multiples, hétérogènes et donc complexes et difficiles à identifier précisément, aussi parce que le phénomène est trop récent. Cependant, il est possible d'observer la transformation des pratiques en cours, en raison du développement de ces technologies et de nouvelles spécialités cliniques.

L'apparition des réunions de concertation pluridisciplinaire moléculaire en oncologie, dont nous reparlerons plus tard, en est un bon exemple. Dans certains centres de soin et de recherche académiques, en France et dans d'autres pays, les chirurgiens sont remplacés par des généticiens, des biostatisticiens et des bioinformaticiens au sein de réunions de concertation pluridisciplinaire moléculaire, chargées de la gestion des cas de cancers métastatiques et/ou en échec thérapeutique par un accès au NGS et aux thérapies ciblées (102, 103).

Cependant, des questions se posent sur le statut et l'usage des données génétiques générées en masse par ces nouvelles technologies : devraient-elles être utilisées exclusivement en clinique ou peuvent-elles aussi être utilisées pour la recherche ? Sa valorisation doit-elle être exclusivement privée ou peut-elle être publique ? Et que devrions-nous dire aux patients et comment ? Toutes ces questions ont également une incidence sur le contenu et la forme du consentement éclairé, mais il est difficile de dire à l'avance s'il s'agit du vrai, seul et unique enjeu éthique.

A ces structures et organisations académiques « classiques », s'en ajoutent de nouvelles, « moins classiques », qui, elles aussi, manifestent un fort intérêt pour ces données génétiques (et les données de santé en général) telles que 23andMe, via la construction d'un nouveau modèle économique appelé « marché double-face » (104, 105), et plus généralement les "GAFA" (Google, Amazon, Facebook et Apple et Microsoft IBM aux États-Unis) et les "BATX" (Baidu, Alibaba, Tencent et Xiaomi, en Chine). Cela révèle encore la complexité du phénomène, bien plus complexe qu'on ne le pensait initialement, en particulier en ce qui concerne les « messages » et les « moyens de communication » disponibles et utilisés (98).

Selon cette « logique », face à la complexité et à la nouveauté du phénomène de MP, nous voyons mal comment les normes morales et juridiques pourraient rester inchangées, en se fondant uniquement sur l'intuition « pure ». De nouvelles hypothèses et possibilités devraient découler d'une observation globale du phénomène de la MP en réalité, inductive et systémique, plutôt que des analyses déductives basées sur l'expérience passée, ou sur ce que nous tenons comme vérités universelles. Nous devrions compter davantage sur ce que la société en général fait (observation, interaction, global) plutôt que sur ce que certaines personnes pensent ou veulent (entrevue, questionnaire, personnalité, spécifique), en particulier lorsqu'on essaie de déterminer la manière dont un phénomène nouveau fonctionne, ce qu'il crée, mais aussi ce qu'il détruit ou change, et comment et pourquoi, nous devons agir dessus ; soit une méthode de recherche à la fois inductive et systémique semble requise. Ce point méthodologique est essentiel car, comme proposé par Durkheim, nous savons souvent ce que les gens font réellement, mais rarement ce qu'ils pensent vraiment (106).

2.3. Vers une autre méthode (1)

Ainsi, la méthode de recherche utilisée en bioéthique pourrait être davantage fondée sur l'observation que l'intuition (107) ; et sur l'observation du tout, et non des parties. En conséquence, nous avons encore quelques réserves quant au choix des méthodes empiriques utilisées (108).

Beaucoup de recherches en bioéthique empiriques (publications, thèses) nous semblent organisées de la manière suivante (Figure 3a) : 1) Le chercheur formule une hypothèse de recherche vis-à-vis d'un nouveau phénomène (déductif), relative aux « questions éthiques » identifiées (intuition), en comparaison des grands principes (autonomie, non-malfaisance, bienfaisance, justice) ; 2) un protocole expérimental (entretiens, questionnaires) où cette hypothèse est expérimentée de manière analytique (parties, éléments) qualitativement (petit échantillon, pas de statistique) ou quantitativement (grand échantillon, statistique) ; 3) obtention de résultats ; 4) discussion des résultats ; 5) la conclusion valide ou non l'hypothèse de départ (vérité).

Comme on peut facilement le constater désormais, cette approche fait appel à une méthode combinant la méthode déductive, la méthode analytique, et une troisième, la méthode expérimentale (test, résultats, discussion et conclusion) (Figure 1a). En effet, l'expérimentation se fait sur la nature des éléments du phénomène (institution, personnes), pris séparément et d'une façon extrêmement détaillée (analytique), et non les interactions entre les éléments (systémique). Elle se concentre sur les détails (analytique) plutôt que l'action globale du tout (observation).

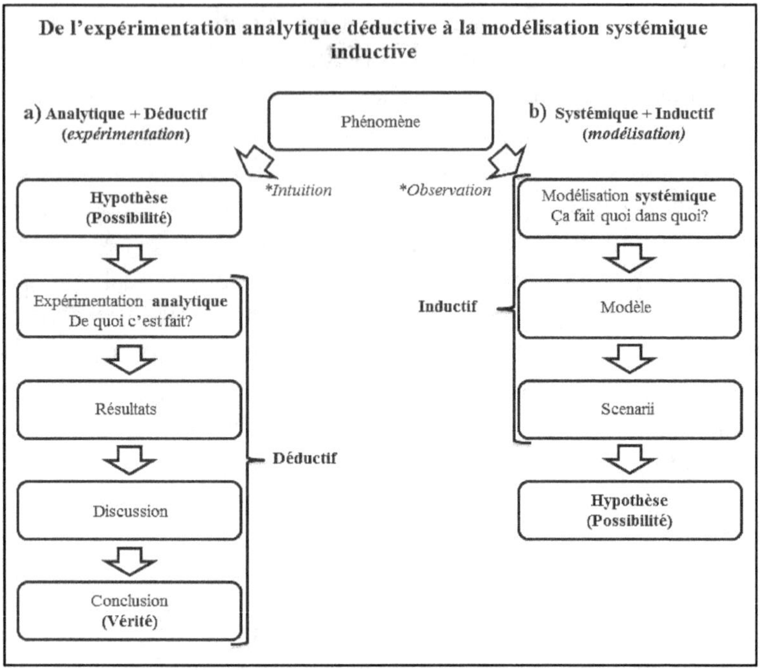

Figure 3. Schéma représentant la méthode a) d'expérimentation déductive analytique, b) de modélisation systémique inductive.

Cette combinaison des méthodes déductives, analytiques et expérimentales semble être largement utilisée dans la recherche en bioéthique, empirique ; pourtant, nous pensons qu'elle diverge de l'objectif de la recherche en bioéthique, du moins tel qu'il devrait être selon nous, face à un phénomène social complexe comme la MP. En effet, tout d'abord, la finalité de la méthode déductive est bien souvent une démonstration que ce que nous supposons être vrai est vrai, mais vrai essentiellement dans le présent. Nous ne savons pas si cette vérité apparente continuera à être applicable dans l'avenir, en particulier pour expliquer les phénomènes humains complexes, sauf si, évidemment, nous supposons cette vérité comme absolue et universelle. Mais nous ne pensons pas que ce soit le cas, et surtout souhaitable pour la

« plasticité » d'une société. La déduction peut expliquer certaines des causes de la réalité actuelle avec « certitude », mais ne peut pas le faire concernant des effets futurs.

De plus, nous ne pensons pas que cette approche soit tout à fait appropriée, compte tenu de la complexité des phénomènes étudiés dans la recherche en bioéthique. Cette approche vise à décrire les différents éléments (humains, essentiellement) d'un phénomène sur la base de ce qu'ils disent à propos de la réalité, plutôt que de comprendre les interactions et de prévoir des actions de ce que les gens font dans la réalité (inductive systémique, Figure 3b). En outre, la prétendue objectivité des interviews ou des questionnaires est souvent invalide, car les questionnaires sont trop souvent conçus, dès le départ, pour valider la véracité d'une hypothèse intuitive (méthode déductive), plutôt que de la réfuter. Les analyses ont également tendance à être plus qualitatives que quantitatives. En conséquence, cette approche, aussi rigoureuse soit-elle menée par le chercheur, est probablement adéquate pour certains types de recherches en sciences humaines et sociales, mais ne semble pas l'être pour la bioéthique, du moins devant l'étude de tels phénomènes.

Dès lors, nous pensons qu'une approche alternative, plus appropriée aux phénomènes sociaux complexes, est nécessaire. La méthode de modélisation, combinée à la méthode inductive et à la méthode systémique, pourrait être cette approche. Tout d'abord, la modélisation est probablement l'une des meilleures façons de visualiser le fonctionnement d'un phénomène complexe dans l'espace et le temps, mais aussi de voir pourquoi et comment mieux agir sur lui. Enfin, le fait de « raisonner » et de « modéliser » est un pléonasme, comme l'a souligné l'économiste américain et sociologue, Herbert Alexander Simon (avec Graig S. Kaplan), dans un livre publié en 1989 : « La modélisation est ni plus ni moins que le raisonnement » (109).

La modélisation systémique, principalement inductive (qualitative ou quantitative), a été développée et utilisée par des scientifiques, des ingénieurs ou des chercheurs français comme Jean-Louis Le Moigne, Joël de Rosnay ou Daniel Durand (94, 96, 97), et des scientifiques américains comme Norbert Weiner (98) et Herbert Alexander Simon (109), et autrichien Ludwig von Bertalanffy (110). Ainsi, en combinant le travail important de plusieurs théoriciens, nous pouvons concevoir une méthode de modélisation systémique inductive comme suit (Figure 1b) : 1) basée sur l'observation (inductive) et le phénomène complexe peut être modélisé comme un système fonctionnel, afin d'en améliorer sa compréhension et de représenter son fonctionnement dans l'espace (systémique) ; 2) ce modèle peut alors être utilisé pour imaginer des scénarii (prédiction, hypothèse, possibilité) décrivant comment et pourquoi le phénomène pourrait changer (perturbation) dans l'espace et le temps ; 3) à partir de ces scénarii, les hypothèses peuvent être formulées (possibilités) pour le maintien ou la réorganisation et/ou le fonctionnement du phénomène systémisé, de trouver un moyen de réadapter la société au phénomène dans l'espace, et, en particulier, au fil du temps.

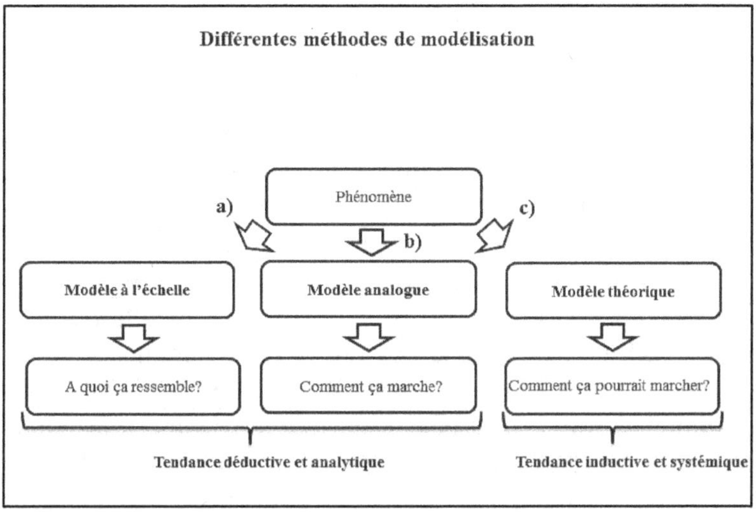

Figure 4. Schéma représentant a) la modélisation à l'échelle, b) la modélisation analogue, c) la modélisation théorique.

Le passage du modèle aux scénarii peut sembler plus facile, mais la principale raison à cela est que la transition de l'observation au modèle est l'étape la plus difficile. Alors, comment pouvons-nous aller de l'observation à la modélisation ? La réponse dépend de ce que nous voyons et de ce que nous voulons faire. Le philosophe français Paul Ricoeur a très bien expliqué, dans son livre *La métaphore vive* (73), dans lequel il a présenté une synthèse des réflexions du philosophe américano-britannique, Max Black, issues de son livre *Modèles et métaphores* (111) sur l'utilité d'un modèle, et comment l'utiliser (bien qu'il soit plus analytique que systémique dans le cas présent). Selon ces deux philosophes, « le modèle appartient non à la logique de la preuve, mais à la logique de la découverte » et il y aurait au moins trois types de modèles (Figure 4) : 1) le modèle d'échelle ; 2) le modèle analogue ; et 3) le modèle théorique.

Le modèle à l'échelle (Figure 4a) permet d'adapter des choses qui, autrement, seraient trop grandes (par exemple, un bateau ou un bâtiment) ou trop fragiles (par exemple, une aile d'insecte ou de la jambe) à une taille appropriée pour l'observation. Il permet une reproduction partielle de la chose, fournissant plus d'informations sur la façon dont elle a l'air que la façon dont elle fonctionne. Le modèle analogue (Figure 4b) est également connu comme le modèle de l'ingénieur. Il vise à mettre en évidence les interactions et les fonctions internes et externes entre les différentes composantes d'un phénomène complexe (système économique) ou d'un outil (ordinateur), mais d'une manière isomorphe. Ainsi, plutôt que de décrire à quoi le phénomène ressemble, il décrit son fonctionnement dans les moindres détails. Ainsi, dans ces deux modèles, quelque chose est réellement produite ou représentée.

Le troisième modèle, le modèle théorique (Figure 4c), est un peu différent des deux précédents. Comme eux, il s'intéresse à la manière dont le phénomène fonctionne aujourd'hui, mais il s'intéresse aussi à la manière dont il pourrait fonctionner demain et non nécessairement de manière absolue. Toutefois, ce modèle ne produit pas ou ne montre pas quelque chose en particulier. Il est " juste " un langage graphique (soutenu par un langage discursif), dans lequel la chose est décrite, sans construction. Ainsi, comme l'a conclu Ricoeur « L'important n'est pas qu'on ait quelque chose à voir mentalement, mais qu'on puisse opérer sur l'objet, d'une part, mieux connu – et en ce sens familier –, d'autre part, riche en implications – et en ce sens fécond au plan de l'hypothèse ».

Notre interprétation de ces trois types de modèles, en utilisant l'exemple précédent de la voiture électrique, est le suivant : 1) le modèle d'échelle peut être considéré comme une miniaturisation, mais qui existe et marche réellement, comme une voiture électrique en jouet (répondre à la question « à quoi ça ressemble ? » d'une façon proche de l'analyse et de la déduction = vérification d'hypothèses par l'étude des parties) (Figure 4a) ; 2) le modèle analogue serait un plan d'ingénierie représentant tous les mécanicismes de la voiture électrique, mais en se référant à un modèle typique de voiture (roue, moteur, volant, etc.), soit une méthode déductive et analytique et une tendance rationaliste (répondre à la question « comment ça marche ? » d'une façon, également, proche de l'analyse et de la déduction = vérification d'hypothèses par l'étude des parties) (Figure 4b) ; 3) le modèle théorique fournirait une représentation graphique, rendant plus facile la formulation de nouvelles hypothèses dans le temps et l'espace au sujet de l'impact positif ou négatif, et l'impact global du développement de la voiture électrique pour les sociétés futures. Ce modèle correspond donc à une méthode inductive et systémique, et une tendance nettement empirique (répondre à la question « comment ça pourrait marcher ? » d'une façon proche de la systémique et de l'induction = découverte d'hypothèses par l'étude de l'ensemble) (Figure 4c).

Ce langage graphique peut être basé sur les observations qualitatives et quantitatives, même si nous pensons que la quantification doit être utilisée avec parcimonie dans la recherche en bioéthique. Pour en revenir à notre autre exemple, la MP, le modèle obtenu en quantifiant les interactions spécifiques (flux de données génétiques par exemple) n'est pas nécessairement plus susceptible d'être vrai. Cependant, la quantification (si un flux s'intensifie quelque part) peut être utile (mais pas absolument indispensable) pour l'élaboration de scénarii. En fin de compte, le résultat final, la puissance du modèle, dépendent des capacités d'observation de l'observateur (raisonnement) plutôt que son objectivité, lors de l'étude des phénomènes humains à l'échelle humaine.

Quoi qu'il en soit, pour résumer notre propos dans cette deuxième partie de l'introduction, une méthode de modélisation théorique, systémique, inductive, qualitative, doit être considérée comme une méthode de production d'un « point de vue fort », plutôt qu'un fait « objectif ». Elle viserait à déterminer et à justifier les possibilités éventuelles d'aujourd'hui et de demain, sur la base de la réalité, de façon pertinente, plutôt que de mettre en évidence une vérité universelle ou absolue. Il n'est donc pas dans « la logique de la preuve, mais la logique de la découverte » comme le disait Ricoeur, et constitue une approche aux réalités actuelles et futures, qui semble être appropriée à la bioéthique, compte tenu de la complexité des phénomènes étudiés et de ses objectifs extensifs, prospectifs et sans préjugés que nous proposons. Nous allons expliquer cette méthode dans la partie qui va suivre.

Méthode : la modélisation théorique systémique inductive qualitative

1. Explication et mode d'emploi de la méthode

L'idée de présenter la MP comme un phénomène social complexe au sens de Durkheim et de Morin n'est évidemment pas la finalité de cette thèse. Cette idée est suivie par une autre : celle de pouvoir mieux étudier la MP par un travail de recherche en bioéthique, avec un objectif propre et une méthode appropriée.

Face à un nouveau phénomène, telle que la MP, se produisant en médecine, la recherche en bioéthique s'intéresse aux enjeux éthiques qu'il pose en médecine, mais également dans la société en général. Nous entendons par enjeux éthiques, les valeurs ou les normes juridiques et morales, qu'atteindrait le phénomène en se propageant dans la médecine, puis dans la société nécessitant une réflexion adaptée de la part de la société pour en déterminer les bénéfices et certains risques possibles, et les solutions possibles, à court, moyen et long terme pour la société et ses individus, permettant de maximiser les bénéfices et réduire les risques. Tel est l'objectif. On comprend alors qu'un exercice aussi important, pour qu'il soit le plus complet possible, c'est-à-dire la pertinence des prédictions des effets possibles, développés à partir de l'étude du phénomène en question, devrait nécessiter alors, dans la mesure du possible, une connaissance réelle et globale de ce phénomène, et non supposée et partialisée. Cette connaissance doit se reposer sur l'action réelle de la société et de ses individus, et non uniquement sur l'idée, aussi moralement « bonne » soit-elle, que certains individus de la société s'en font.

Pour rappel, nous entendons par « partialisée » le fait de s'intéresser qu'à certaines parties ou éléments du phénomène, ou alors celui d'étudier différents éléments, mais indépendamment des uns des autres. A l'opposé, « globale » est, plus ou moins, synonyme du terme *sui generis* de Durkheim, précisé précédemment, c'est-à-dire qu'un phénomène ne peut être amputé d'une de ses parties, si nous souhaitons comprendre son fonctionnement général ; ne pas étudier indépendamment les variables et les constantes, mais systémiquement. Enfin, nous entendons par « supposée », le fait de fonder sa réflexion uniquement sur la raison pure, ses convictions (morales, religieuses, politiques, scientifiques) ou son expérience (personnelle, professionnelle), au lieu d'une confrontation « réelle » au phénomène, que ce soit par l'observation directe (ex : enquête de terrain) ou l'observation indirecte (ex : étude de documents) pour son étude.

Se poser la question si tel ou tel phénomène est social et complexe au sens de Durkheim et de Morin n'est alors pas une fin en soi pour le chercheur en bioéthique, mais une première étape décisive concernant la méthode à utiliser. On ne traite pas de la même façon un phénomène local qui serait propre à un service de médecine, en particulier de tel hôpital, ou d'un laboratoire de recherche de tel institut, et un phénomène global comme la MP qui commence à s'étendre dans l'ensemble des services de médecine, des hôpitaux, des laboratoires de recherche, des instituts, et bien plus encore, du monde. Par ailleurs, il est aussi possible qu'un phénomène jugé local, soit en réalité une expression « localisée » ou « personnalisée » d'un phénomène plus global.

En effet, comme nous l'avons vu précédemment, la MP ne se développe pas forcément exactement de la même façon partout, que ce soit en termes technologiques, scientifiques et cliniques, mais aussi économiques, sociaux et géographiques entre les pays, et même, à l'intérieur d'un même pays. Aux États-Unis, la MP tend à se privatiser et à se libéraliser à travers l'émergence des GAFA et de 23andMe, par exemple. A l'inverse, en France, l'état et le secteur académique gardent la main prise sur ce phénomène (comme le montre bien le plan France Médecine Génomique 2025). Les réunions de concertation pluridisciplinaire moléculaire illustrent bien cette tendance, du moins pour la France. Ainsi, nous avons affaire à deux stratégies différentes, avec des objectifs similaires, mais dont, forcément, des caractéristiques propres à chacune, émergent dans le temps et l'espace. Il est alors le rôle du chercheur en bioéthique (le bioéthicien) de faire attention à ces choses-là, lorsqu'il s'attaque à l'étude d'un tel phénomène.

Donc la MP, comme phénomène social complexe, nous révèle deux choses importantes à prendre en compte, si nous souhaitons ensuite déterminer ses enjeux éthiques. Premièrement, il nous faudra dépasser l'observation ou l'entretien « classique » d'un clinicien et/ou d'un patient, car elle ne se limiterait qu'aux contraintes cliniques exercées par ce phénomène et les parties responsables, amputant tout le reste, tout aussi important, si ce n'est plus. C'est un long parcours d'interlocuteurs médicaux, paramédicaux et bien d'autres avec lequel le patient a la possibilité d'interagir directement, ou indirectement. Ainsi, il faut essayer, dans la mesure du possible, évidemment, d'observer le phénomène dans son ensemble et sans *a priori,* quels qu'ils soient (religieux, philosophique, moral, scientifique, politique, etc.) en se basant préférentiellement sur les actions que sur les idées. Deuxièmement, il nous faudra utiliser une méthode permettant d'étudier le phénomène dans son ensemble, mais sans pour autant le simplifier : la modélisation théorique systémique inductive qualitative (Figure 5).

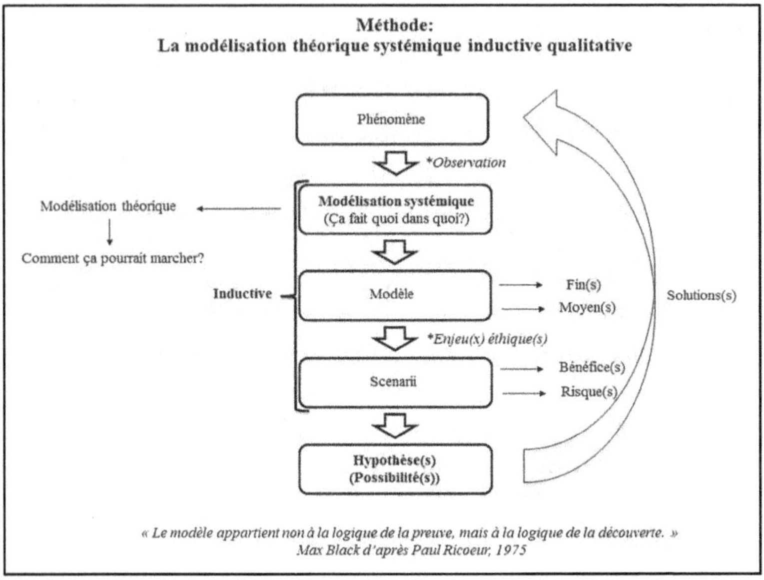

Figure 5. Schéma représentant la méthode de modélisation théorique systémique inductive qualitative.

Cette méthode, qui s'inspire de la méthode systémique plus « générale », présentée dans l'introduction, va elle aussi, se découper en trois parties majeures (Figure 5) : la partie « Modèle », la partie « Scénarii » et la partie « Hypothèse ».

La partie « Modèle » rassemble les observations, la modélisation et la description globale du phénomène. Evidemment, il est presque impossible d'étudier de manière globale par observation directe seule. D'une part, car c'est humainement et financièrement problématique, car il s'agirait de visiter chaque centre, plateforme, entreprise, etc. du monde entier ; d'autre part, car ce n'est pas l'objet de cette méthode qui est systémique et non analytique. Le modèle vise au final à décrire le phénomène dans son ensemble, préférant les interactions aux éléments et les actions du tout aux idées des uns. L'observation sera à la fois directe pour les lieux accessibles, et indirecte pour les lieux non accessibles, via Internet, entre autres. L'approche est qualitative et non quantitative, c'est-à-dire que nous chercherons seulement à qualifier, non à quantifier statistiquement, l'ensemble, ses interactions et ses effets. Nous sommes dans une logique de découverte, non de preuve. Le dernier point très important est que l'observation est inductive, donc se fera sans grille d'analyse préalable. L'observation du phénomène, qu'elle soit directe ou indirecte, reposera sur une seule et même question qui amorce l'étape de modélisation : « ça fait quoi dans quoi ? ».

Le modèle est une réponse graphique à la question précédente. Mais le modèle sera théorique, et non à l'échelle, ou analogue. C'est-à-dire que nous ne « construirons » pas le phénomène de MP, comme un modéliste pourrait construire une maquette de voiture ou comme un ingénieur pourrait construire le plan d'une centrale électrique. Nous ne construirons rien. Nous représenterons et décrirons un phénomène social complexe par un langage graphique et sans *a priori*. Mais même sans *a priori*, le modèle, d'autant plus qualitatif, restera toujours dans l'ordre du point de vue, et non dans celui de l'objectivité. Donc la question devrait être aussi posée au conditionnel : « comment ça pourrait marcher ? ». Nous répondrons alors en représentant graphiquement les interactions observées qui, selon notre point de vue, permettent le mieux de décrire le fonctionnement du phénomène de MP, et de prédire son évolution possible dans le temps et l'espace par la suite. La modélisation sera donc bien à la fois systémique, inductive et qualitative.

Une description plus « fine » du phénomène de MP devient alors possible. Au final, le modèle permet de représenter et de décrire de manière globale, ce qu'ils semblent être la ou les fins du phénomène, mais aussi le ou les moyens qui ont été mis en place pour y parvenir (Figure

5). En complétant par un langage discursif, nous pourrons alors, à partir du modèle, clarifier, voire étendre la ou les fins et le ou les moyens du phénomène que nous aurions identifiés avant la modélisation, afin de déterminer le ou les principaux enjeux éthiques. La partie « Modèle » s'achève en introduisant les éléments qui vont amener sur la partie suivante : la partie « Scénarii ».

La partie « Scénarii » détermine les déclinaisons et les évolutions possibles du phénomène dans le temps et/ou l'espace, à partir du modèle obtenu et décrit précédemment à travers des exemples précis. Ces exemples ne proviennent pas de nulle part. Ils regroupent différentes actions, éléments et événements qui se sont révélés importants lors de la période d'observation, directe et indirecte, pour la compréhension du fonctionnement global du phénomène, mais aussi de ses déclinaisons et évolutions possibles dans le temps et l'espace. Les scénarii permettront ainsi de discuter le ou les enjeux éthiques identifiés à partir du modèle de la MP, via l'identification du ou des bénéfices (Figure 5), du ou des risques (Figure 5) et équilibres possibles, à court, moyen ou long terme du phénomène et des limites possibles du cadre « normal » (normes juridiques et morales) de la société, et ainsi arriver sur une ou des solutions possibles.

La partie « Hypothèse » s'attache finalement à discuter la ou les solutions possibles (Figure 5) apportées dans la partie « Scénarii » qui permettrait de résoudre le ou les enjeux éthiques du phénomène de social complexe de MP identifiés grâce au modèle et d'agir sur le phénomène. Elle est un peu la conclusion à ce travail, à la différence près, qu'il ne se finira pas sur une « vérité », mais sur une ou plusieurs « possibilités » permettant d'agir, ou non, sur le phénomène, que la société et ses individus seront libres ensuite de considérer, ou non.

2. Vers une autre méthode (2) : remarques complémentaires à l'introduction

Comme nous l'avons fait plus ou moins comprendre dans l'introduction, la méthode ne fut pas utilisée dès le début de la thèse. Elle s'est construite et affirmée d'elle-même au fil des différentes observations et recherches bibliographiques. Peu à peu, nous avons abandonné la méthode d'expérimentation analytique déductive « classique » (entretiens semi-directifs, observations avec grilles d'analyse, questionnaires) pour nous diriger vers la méthode de modélisation systémique inductive qui, pour les raisons mentionnées dans l'introduction, correspondait mieux à l'étude du phénomène et, de manière générale, à ce qui nous semblait devoir être les objectifs de la recherche en bioéthique. Les différentes publications dans des revues scientifiques à comité de lecture ont attesté de son efficacité et de sa pertinence. La méthode constitue l'un des deux apports importants de cette thèse.

En réalité, ce sont différents auteurs, bien spécifiques, qui nous ont permis de « basculer » de « l'ancienne » méthode vers la « nouvelle », que nous allons brièvement vous présenter dès à présent.

Lorsque nous avons commencé à nous intéresser à la notion de systémique, voyant peu à peu les limites de l'analyse pour étudier le phénomène de MP, c'est tout d'abord les idées du biologiste français Joël de Rosnay, avec son ouvrage *Le Macroscope : vers une vision globale* (96) qui nous intéressèrent. L'idée générale de cet ouvrage est de dire que comme pour les phénomènes à l'échelle de l'infiniment petit, ou ceux à l'échelle de l'infiniment grand où, respectivement, un microscope et un télescope sont indispensables pour ne pas « tronquer » toute la réalité, les phénomènes à l'échelle humaine requéraient aussi leur instrument d'observation : le macroscope. Cet instrument ne correspond pas à un outil matériel comme un microscope, ou un télescope, mais plutôt à une idée, une méthode de pensée, de recherche et de réflexion qui visualise les phénomènes humains, ou la société, dans leur ensemble via une représentation systémique. Dès lors, le phénomène, ou la société devient un système, ou plutôt, est représentée et étudiée comme un système que Joël de Rosnay définit comme « un ensemble d'éléments en interaction dynamique, organisés en fonction d'un but » (112). Et dans le cas de systèmes représentants des phénomènes humains, ou plus généralement, des sociétés humaines, les interactions économiques et sociales y joueraient une part indispensable.

Cette idée nous séduisait, car nous voyions bien sur le terrain que notre « cadre de lecture » initial, constitué à partir d'entretiens semi-directifs et d'observations directes avec grille d'analyse d'un service hospitalier, n'était pas adapté pour bien comprendre le phénomène de MD dans son ensemble (*sui generis*) et donc saisir l'ensemble des enjeux éthiques, et non réduire uniquement à ceux qui nous arrangeaient d'étudier ; c'est-à-dire, comme pour « l'approche Big Data », quitter peu à peu un mode de réflexion déductif où l'on cherche à prouver une hypothèse sur une partie, pour se diriger vers un mode de réflexion inductif, où l'on cherche à découvrir de nouvelles hypothèses à partir d'un tout. Quoi qu'il en soit, ceci nous poussa à poursuivre davantage nos recherches sur ce point méthodologique.

Le second auteur jouant une place centrale pour l'élaboration de cette méthode est le mathématicien américain, Norbert Wiener, à travers deux de ses ouvrages : *La cybernétique : information et régulation dans le vivant et la machine* (113) et *Cybernétique et société : l'usage humain des êtres humains (98)*.

Dans le premier ouvrage, *La cybernétique : information et régulation dans le vivant et la machine*, nous avons trouvé un argument méthodologique pertinent, rejoignant le précédent, qui nous a poussés définitivement à reconsidérer notre méthode. Wiener y dit que « nous sommes trop petits pour influencer le mouvement des étoiles, et trop grands pour nous soucier de choses autres que des effets de masse de molécules, atomes et autres électrons [...] Nous réalisons, avec le phénomène que nous étudions, un couplage suffisamment lâche pour rendre compte globalement de ce couplage [...] C'est dans les sciences sociales que ce couplage entre le phénomène et l'observateur est le plus difficile à minimiser. D'une part, l'observateur est en mesure d'exercer une influence considérable sur le phénomène qui l'intéresse [...] D'autre part, le chercheur en sciences sociales n'a pas l'avantage de contempler ses sujets depuis les froides hauteurs de l'éternité et de l'ubiquité [...] Nous sommes trop en phase avec nos objets pour être de bonnes sondes » (114), puis il conclut « que cela plaise ou non, bien des choses doivent être laissées à la méthode narrative et « non scientifique »... » (115).

Wiener fait référence à la déduction, l'analyse et l'expérimentation (hypothético déductive) lorsqu'il veut dire ici scientifique. En d'autres termes, la méthode que nous utilisions au départ, avec nos entretiens semi-directifs et grilles d'analyses, ne serait pas adaptée. Les phénomènes humains requièrent, selon Wiener, une méthode en sciences sociales plus prospective que démonstrative recherchant des possibilités plutôt que des certitudes, soit, selon notre interprétation, une méthode inductive et globale. L'autre ouvrage, *Cybernétique et société : l'usage humain des êtres humains* (98), nous a permis de changer définitivement notre regard sur la manière d'appréhender le phénomène de MP et, plus généralement, l'intérêt pour une société de développer un tout autre type de recherche en bioéthique, en termes de méthode (systémique), mais surtout en termes d'objectif.

Au moins deux concepts, déjà présents dans le premier ouvrage, nous ont intéressés : ceux de « rétroaction » et d'« apprentissage » d'un système, qu'il s'agisse d'une machine, d'un organisme vivant, d'un phénomène ou d'une société entière représentés. Wiener définit et articule les deux concepts ainsi : « La rétroaction est la commande d'un système au moyen de réintroduction, dans ce système, des résultats de son action. Si ces résultats ne sont utilisés que comme données numériques pour l'examen et le réglage du système, nous obtenons la rétroaction simple que connaissent bien les automaticiens. Si, par contre, l'information portant sur l'action effectuée est capable de modifier la méthode générale et le modèle de celle-ci, nous disposons d'un processus que l'on peut bien nommer apprentissage » (116).

C'est à partir de cette idée Wiener, combinée aux travaux critiques sur le « principisme » mentionnés dans l'introduction, que nous avons finalement abouti à ce schéma des objectifs respectifs de la bioéthique, de la morale et du droit (cf. Figure 1 de l'introduction) : la bioéthique devrait correspondre à l'apprentissage de nouveaux automatismes de conduite pour une société nécessaire face à certains phénomènes (rétroaction positive : critiques des normes et propositions de nouvelles), tandis que la morale et le droit devraient correspondre à une application stricte des automatismes acquis, nécessaires aussi, mais face à d'autres phénomènes (rétroaction négative : application des normes). Un troisième concept, englobant les deux précédents, nous semblait alors important à bien saisir : celui de « régulation ».

Pour cela, un troisième auteur, le biologiste français, Henri Atlan, et indirectement l'ingénieur et psychiatre britannique, William Ross Ashby, dont Wiener fait fréquemment référence dans son second ouvrage, fut utile.

Atlan, dans un article publié en 1972, donne une définition de la régulation d'un système, reprenant les idées d'Ashby et allant dans le prolongement des idées déjà énumérées (99) : « Soit un système exposé à un certain nombre de perturbations différentes possibles. Il a à sa disposition un certain nombre de réponses. Chaque succession perturbation-réponse met le système dans un certain état. Parmi tous les états possibles, seuls certains sont « acceptables » du point de vue de la finalité (au moins apparente) du système, qui peut être sa simple survie ou l'accomplissement d'une fonction. La régulation consiste à choisir parmi les réponses possibles, celles qui mettront le système dans un état acceptable ».

Cette définition corroborait parfaitement le schéma précédent : la bioéthique devrait être une force de proposition pour une meilleure régulation de la société, face aux « perturbations » qu'apporteraient la médecine et la biologie, au même titre que la morale et le droit, mais visant une régulation prospective et positive, et non restrictive et négative. Voilà, selon nous, ce que devait être l'objectif de la bioéthique. Mais dans la réalité, comment devrions-nous procéder ? Car se représenter et étudier une société humaine comme un système, ou plutôt sa réaction face à une perturbation, c'est-à-dire un phénomène émergent en médecine ou en biologie comme la MP, ne nous paraissait pas chose aisée au début car, pour être honnête, tout à fait nouveau pour nous.

Mais une notion du début nous était restée en tête : celle d'« interaction ». C'est pour cette raison qu'une autre idée importante de Wiener, présente dans son second ouvrage, prit une place centrale de la thèse : « La société ne peut être comprise que par une étude des messages et des dispositifs de communication qu'elle contient » (117). C'est-à-dire que pour étudier et représenter la réaction d'une société à une perturbation donnée, la MP, dans le cas présent, nous devions comprendre et représenter quoi, pourquoi et comment ceci ou cela interagissait, c'est-à-dire s'échangeait ou se partageait face et dans le phénomène de MP.

Un cinquième auteur prend toute son importance à ce moment-là, pour saisir un autre concept : celui de « complexité ». Il s'agit du philosophe et sociologue français, Edgar Morin et son ouvrage *Introduction à la pensée complexe* (2). Nous en revenons à ce qui a été dit dès le début de l'introduction de cette thèse. Selon Morin, la complexité, ou un phénomène complexe « est un phénomène quantitatif, l'extrême quantité d'interactions et d'interférences entre un très grand nombre d'unités » (6), qui comprend « aussi des incertitudes, des indéterminations, des phénomènes aléatoires » (7). Mais, précise aussi Morin, la complexité « ne se réduit pas à l'incertitude, c'est l'incertitude au sein de systèmes richement organisés » (8), c'est-à-dire « des systèmes semi-aléatoires dont l'ordre est inséparable des aléas qui les concernent » (8). Donc pour Morin, « la complexité est donc liée à un certain mélange d'ordre et de désordre » (8).

Ce que nous observions, et comprenions, du phénomène de MP est qu'il s'agissait bien d'un phénomène complexe, comme Morin l'entendait. Donc ce qui s'échangeait ou se partageait pouvait correspondre à beaucoup de choses différentes dans un espace allant probablement bien au-delà d'un seul service hospitalier. Nous devions alors faire des choix et les justifier ensuite, c'est-à-dire choisir et justifier les interactions qui nous semblaient plus importantes que d'autres pour comprendre le fonctionnement global du phénomène, afin d'induire (et non de déduire) ses enjeux éthiques et solutions que nous trouvions possibles et probables.

Un sixième auteur, le père de la sociologie moderne, le sociologue, Emile Durkheim et son ouvrage *Les règles de la méthode sociologique* (1), apporta d'autres éléments méthodologiques. A la différence peut-être de Max Weber, grand sociologue allemand, contemporain de Durkheim, qui propose différentes idées qui vont nous interpeller à ce moment de notre réflexion. Tout d'abord, concernant la société, selon lui « la société n'est pas une simple somme d'individus, mais le système formé par leur association représente une réalité spécifique qui a ses caractères propres » (118). Puis concernant le phénomène ou fait social qui est « toute manière de faire, fixée ou non, susceptible d'exercer sur l'individu une contrainte extérieure ; ou bien encore, qui est générale dans l'étendue d'une société donnée tout en ayant une existence propre, indépendante de ses manifestations individuelles » (3). Le phénomène social qui « est dans chaque partie parce qu'il est dans le tout, loin qu'il soit dans le tout parce qu'il est dans les parties » (119). Enfin, sur ce qui nous est possible d'observer du phénomène qui « n'est pas l'idée que les hommes se font de la valeur, car elle est inaccessible : ce sont les valeurs qui s'échangent réellement au cours des relations économiques » (120).

Donc, pour bien observer le phénomène de MP, puis de le représenter, nous devions d'abord comprendre, avant toute chose, qu'il possédait une existence propre, indépendante de ses manifestations individuelles, et exerçait des contraintes fortes sur les individus ; soit un phénomène complexe, mais aussi social. Enfin, notre observation devrait être : d'une part, plus large, plus globale, allant bien au-delà d'un seul service hospitalier, qu'elle soit directe ou non ; d'autre part, sur ce que la société et ses individus font face et dans le phénomène, c'est-à-dire leurs actions réelles, et non ce qu'ils ont à en dire, c'est-à-dire leur opinion ou leur *a priori*.

A partir de là, nous disposions de notre objectif et quasiment de notre méthode : l'objectif était de conduire une recherche en bioéthique qui était, face à l'émergence du phénomène social complexe de MP, de déterminer les enjeux éthiques de la société, donc déterminer les possibles et évaluer les faisables de changement ou non de la société par un questionnement des normes juridiques et morales établies ; la méthode était de fonder son observation sur l'action et les interactions de l'ensemble du phénomène, et se le représenter comme un système afin de mieux déterminer ces enjeux éthiques. L'idée était alors d'être de l'ordre de prospection, de la découverte, de la possibilité et du point de vue, et non de la démonstration, de la preuve, de la certitude et de l'objectivité absolue. Se posait maintenant la question de la manière de représenter le système, soit la modélisation systémique du phénomène.

La lecture de l'ouvrage d'un septième auteur, l'ingénieur français Jean-Louis Le Moigne, proche de Morin, nous offrit le point de départ de la modélisation, avec cette question « ça fait quoi dans quoi ? » dans *La théorie du système général : théorie de la modélisation* (94). Le Moigne s'en explique en disant que « le caractère brutal et cavalier de la question a le mérite de son économie mnémotechnique. C'est peut-être en effet par la priorité explicite donnée à la perception d'une activité dans un environnement que la modélisation systémique accuse le plus nettement son originalité... et sa fécondité. Au lieu de prendre un bistouri, de découper pour tenter de découvrir l'hypothétique mécanisme explicatif, attendre et décrire des comportements, des activités : au lieu du « de quoi c'est fait ? », partir du « qu'est-ce que ça fait ? » (121). Mais trouvant ensuite que son approche convenait davantage à un travail d'ingénierie pure, non d'un travail de recherche en bioéthique, du moins tel que nous le concevions, un autre ouvrage nous permit de définir la ligne directrice : *La systémique* de Daniel Durand (97).

Le travail de Durand, très clair dans cet ouvrage, plus synthétique que les précédents (il y fait d'ailleurs référence à la plupart des auteurs cités précédemment), conforta la notion de « représentation graphique » de De Rosnay et de Le Moigne, c'est-à-dire la manière de représenter et d'étudier dans l'espace le phénomène systémisé par la schématisation, mais apporta celle de « scénario », c'est-à-dire imaginer comment le phénomène modélisé, alors de manière systémique, pouvait évoluer dans le temps ou se décliner dans l'espace (De Rosnay et Le Moigne, dans un langage peut-être plus de scientifique, ou d'ingénieur, parlent, eux, de « simulation »). En combinant ses idées aux idées précédentes, nous obtenions grossièrement la « colonne vertébrale » de notre méthode : observation → modélisation → scénarii.

Un dernier ouvrage finalisa la méthode telle que nous l'avons présentée dans la Figure 5, au début de cette partie : c'est *La métaphore vive* du philosophe français, Paul Ricoeur (73). Ricoeur, en reprenant les travaux du philosophe britannique, Max Black, sur la modélisation, distingue les différents types de modélisation possibles et confirma les raisons qui nous firent abandonner l'approche de modélisation systémique de Le Moigne, très paradoxalement par rapport à ce qu'il disait, plus quantitative et analogue. Leurs arguments, déjà bien expliqués dans l'introduction, sont ceux qui nous ont permis de finaliser notre méthode de modélisation systémique plus inductive, théorique et qualitative, que déductive, analogue et quantitative. Il nous apporta la deuxième question : « comment ça pourrait marcher ? » (cf. Figure 5, section précédente).

L'Utilitarisme du philosophe et économiste britannique, John Stuart Mill (90), contrebalancé avec le *Manifeste du parti communiste* des philosophes, et économistes pour le premier, allemands, Karl Marx et de Friedrich Engels (91) permirent d'affiner l'objectif de la bioéthique. Ils permirent de mieux distinguer les notions de « libéralisme » (sachant évidemment que la paternité revenait au philosophe britannique, Adam Smith), de « socialisme » (sachant évidemment que d'autres y ont fortement contribué, comme le philosophe français Pierre-Joseph Proudhon), et celle de « bénéfice individuel » et de « bénéfice collectif », donc enjeux individuels et collectifs, « directs » et « indirects », et surtout, les rapports ou équilibres possibles entre les deux, au moment de la question des enjeux éthiques ; même chose pour les risques.

Lorsque nous faisons les comptes, ce sont au moins une dizaine d'auteurs de disciplines différentes (biologie, mathématique, cybernétique, ingénierie, sociologie, philosophie, économie) et de nationalités différentes (française, américaine, britannique, allemande), souvent totalement étrangers à la bioéthique, au droit, moins à la philosophie morale (Morin, Durkheim, Ricoeur, Mill, Marx et Engels), qui furent revisités. Mais finalement, ce pari risqué de vouloir sortir des sentiers battus (par exemple, le philosophe néerlandais, Baruch Spinoza et son œuvre l'*Éthique* (122), le mathématicien et philosophe français, René Descartes et son *Discours de la méthode* (95), sans oublier les philosophes allemands, Emmanuel Kant avec la *Critique de la raison pure* (123) et Hans Jonas avec le *Principe responsabilité : une éthique pour la civilisation technologique* (124)) pour mener à bien ce travail de thèse, fut finalement utile pour bien des choses : d'une part, pour redéfinir un objectif propre à la bioéthique, donnant davantage la possibilité d'une meilleure compréhension des techniques, des pratiques et de leurs enjeux éthiques sans *a priori*, d'autre part, pour construire une méthode permettant de remplir cet objectif, au moins face à des phénomènes sociaux complexes comme la MP, visant l'ensemble avant la partie, la découverte avant la preuve.

Modèle (*Résultats*) : de la médecine personnalisée à la médecine des données

Rappel : pour différentes raisons, argumentées dans la deuxième section de la partie « Introduction », puis dans toute la partie « Méthode », la partie « Résultats » a été remplacée par une partie « Modèle » pour ce travail.

1. L'observation du phénomène : « ça fait quoi dans quoi ? »

Ça fait quoi dans quoi la MP ? Telle est la question de départ, mais un départ qui se situe, en réalité, un peu après le début de cette thèse.

Comme nous l'avons mentionné précédemment, au départ, la démarche de notre recherche utilisait une méthode d'expérimentation analytique déductive. Dans notre cas, il s'agissait de déduire une hypothèse initiale à travers l'observation non participante, avec grille d'analyse, de réunions de concertation pluridisciplinaire moléculaire (RCPM) et de consultations d'oncogénétique correspondantes à l'Hôpital Européen Georges Pompidou (HEGP) et à l'Hôpital Tenon, ainsi que des entretiens semi-directifs de chercheurs et de cliniciens, avec questionnaires. Cette hypothèse était, d'une part, le manque de lisibilité du consentement éclairé, aboutissant à un examen génétique élargie (exome) du patient, en termes d'objectif de recherche ou de soin, d'autre part, la cause due à un double rôle

« clinicien/chercheur » de certains oncologues et plus généralement, de la RCPM. Notre intérêt pour la RCPM venait pour leur nouveauté et leur utilisation quasiment systématique du NGS dans la prise en charge du cancer, ce qui, potentiellement, intéressait le CARPEM.

Mais parallèlement à ce travail, sans qu'aucun lien ne soit véritablement fait avec les RCPM au début, avec Guillaume Vogt, docteur en génétique humaine, nous nous intéressions de près à l'entreprise privée (biotech) américaine 23andMe et son test génétique en vente directement via Internet, pour n'importe quel individu, malade ou non, et sans prescription médicale. Nous observions indirectement l'activité de l'entreprise par Internet, mais dans ce cas, sans grille d'analyse préalable. Nous voulions comprendre son mécanisme et les raisons de son succès outre atlantique, voyant d'autant plus que l'achat de ce test était, et est toujours, interdit en France. Ces observations nous ont amené à revoir celles des RCPM, voyant peu à peu les liens qui pouvaient exister entre les deux, à élargir notre point de vue.

Effectivement, ce lien était la MP. 23andMe et les RCPM, chacun à leur façon, s'inscrivaient dans la dynamique du phénomène social complexe de MP. Évidemment, ils n'en étaient qu'une partie, de simples éléments. Mais des éléments qui se sont révélés relativement centraux, qui interagissaient avec beaucoup d'autres éléments du même phénomène. Ils contribuaient à son dynamisme et à son organisation dans l'espace et le temps. Notre hypothèse de départ masquait toute la réalité et la complexité du phénomène. C'est ce qui nous a amené à changer de méthode, de la manière expliquée dans la deuxième section de la partie méthode et à repartir de cette question : « ça fait quoi dans quoi ? » Nous n'étions plus dans une logique de preuve, mais dans une logique de découverte.

Pour cela, nous avons malgré tout continué à observer directement la RCPM d'HEGP/Tenon et ses consultations, que nous avons élargies à celle de l'Institut Curie, suite à l'aimable autorisation du professeur Christophe Letourneau, son coordinateur. Nous enregistrions chaque séance afin de pouvoir, si nécessaire, revenir dessus. Ces observations directes ont eu lieu globalement sur l'année 2015, complétées par d'autres, indirectes, des RCPM dans le monde. En parallèle, nous continuions aussi à observer indirectement l'entreprise 23andMe, en particulier à travers son site Internet et son blog. Mais nous observions indirectement bien plus encore, comme les autres RCPM, entreprises, laboratoires, etc. dans le monde.

En effet, pour ne pas nous focaliser uniquement sur ces deux éléments, et donc prendre le risque de tronquer la réalité du phénomène, comme nous l'avons expliqué dans l'introduction et la méthode, nous cherchions à mettre surtout en évidence les interactions qui existaient tout autour de ces deux éléments observés. Cela se fit par observation indirecte, essentiellement grâce à Internet, principalement par l'intermédiaire du moteur de recherche Google (www.google.fr), et aussi, plus spécifiquement, par Google Scholar (www.scholar.google.fr) et Google Actualité (www.news.google.fr).

L'idée était, chaque jour, d'être tenu au courant, quasiment en temps réel, de tout ce qui se passait (ou s'était passé) dans le monde en rapport, de près ou de loin, à la MP. Nos recherches sur le moteur de recherche pouvaient être en anglais ou en français, mais préférentiellement en anglais en raison de la quantité, et souvent de la qualité, de l'information disponible sur le sujet. L'approche fut inductive, et non déductive, c'est-à-dire que nous n'avions pas de mots clés préalables précis. Simplement, dans toute cette quantité d'informations disponibles, nous essayions de distinguer ce qui permettait de comprendre comment le phénomène fonctionnait de manière globale, en combinant à la fois : observations directes (ex : RCPM en France) et indirectes (ex : 23andMe). A noter que nous utilisions souvent une page web en navigation privée pour éviter que l'algorithme du moteur de recherche, systématiquement, mette en avant les informations déjà visualisées.

A travers Google, en plus de Google Scholar et de Google Actualités, mais aussi Facebook (www.facebook.com), et dans une moindre mesure Twitter (www.twitter.com), différents médias et bases de données furent préférentiellement et systématiquement consultés directement et quasiment quotidiennement : l'Usine Nouvelle (www.usinenouvelle.com), le MIT Technology Review (www.technologyreview.com), Nature News & Comments (www.nature.com/news/), Forbes (www.forbes.com), Le Monde (www.lemonde.fr), Le Figaro (www.lefigaro.fr), le Courrier International (www.courrierinternational.com), The Guardian (www.theguardian), le TIME (www.time.com), Challenges (www.challenges.fr) et d'autres encore, pour les médias ; principalement National Center for Biotechnology Information (NCBI) (www.ncbi.nlm.nih.gov) pour la base de données. Ce sont ces outils numériques qui nous ont permis d'observer indirectement le phénomène.

Ainsi, ce sont nos différentes observations, directes et indirectes, qui ont permis de répondre à la question « ça fait quoi dans quoi ? » le phénomène de MP, plus particulièrement à travers celles des RCPM (HEGP/Tenon, Curie, et dans le monde), de 23andMe, et plus succinctement, d'autres biotechs en raison de leur caractère qui s'est révélé relativement central.

1.1. La réunion de concertation pluridisciplinaire moléculaire

1.1.1. La réunion de concertation pluridisciplinaire moléculaire de l'Hôpital Européen Georges Pompidou et de l'Hôpital Tenon

La première RCPM a eu lieu en octobre 2014 à l'HEGP. Les deux coordinateurs de la RCPM sont le Professeur Pierre Laurent-Puig, directeur du SIRIC CARPEM et le Professeur Jacques Cadranel, chef du service de pneumologie de l'Hôpital Tenon.

La RCPM se déroule alternativement à l'HEGP et l'Hôpital Tenon, sur un rythme quasiment mensuel. Une réunion dure à peu près une heure et demie et réunit en moyenne onze participants qui peuvent être en théorie : des oncologues pneumologues de l'Hôpital Tenon, de l'HEGP, de l'Hôpital Cochin ; des oncologues gastroentérologues de l'HEGP, de l'Hôpital Cochin, de l'Hôpital Saint Antoine et de l'Hôpital La Pitié-Salpêtrière ; des anatomo-pathologistes des centres respectifs ; des biologistes des centres respectifs. En pratique, les participants sont issus essentiellement de l'HEGP ou de l'hôpital Tenon. Mais certains cumulent une double fonction clinicien/chercheur et travaillent, ou dirigent, dans des laboratoires de recherche, en général Inserm.

A première vue, l'objectif principal de cette première RCPM de l'Assistance Publique des Hôpitaux de Paris (AP/HP) semble être une caractérisation moléculaire plus étendue de patients atteints d'un cancer du poumon ou du côlon, au stade métastatique et/ou en échec thérapeutique, afin de leur proposer de nouvelles thérapeutiques dites ciblées (essai thérapeutique, médicament hors indication AMM).

Pour cela, les biologistes réalisent l'exome de l'ADN tumoral et normal du patient, après que l'oncologue ait délivré l'information lors d'une consultation d'oncogénétique à l'HEGP et obtenu son consentement éclairé, papier signé.

Le séquençage de l'exome (cf. introduction) est réalisé par l'entreprise privée Integragen, se trouvant au Génopole, avec laquelle un contrat de séquençage d'une trentaine d'exomes a été établi. Dans le cas où ce n'est pas l'exome qui est retenu, mais le panel (cf. introduction), c'est l'une des 28 plateformes de génétique moléculaire des cancers labellisées INCa, la plateforme AP-HP, qui sera chargée de le faire. Les fonds nécessaires à la réalisation de ces exomes proviennent de subventions de l'Institut National du Cancer (INCa) et du Cancéropole d'Ile-de-France.

Les dossiers de chaque patient, présentés à la RCPM, sont inscrits sur le logiciel informatique AR-KDOS afin d'assurer une meilleure traçabilité du dossier médical (et de la RCP indirectement) et de déterminer les tests biologiques déjà faits et leurs résultats. En moyenne, six dossiers sont présentés et discutés lors de chaque RCPM durant quasiment huit minutes. La durée de la discussion pourra varier en fonction du contenu du dossier médical du patient présenté.

En effet, pour que le dossier du patient soit sélectionné, il faut que le patient remplisse quelques critères, dont les principaux sont les suivants : être en bon état général ; avoir une tumeur sans altérations moléculaires connues ; avoir au moins deux localisations tumorales différentes et des échantillons de tumeurs, de préférence congelés. Car en réalité, l'objectif de cette RCPM est d'orienter les patients vers des essais cliniques de phase 1 ou de phase 2. Pour cela, au moins, elle se situe à la frontière du soin et de la recherche, au moins en termes d'objectif (d'où l'intérêt d'avoir montré, avant, l'inadaptation des normes et la complexité nouvelle imposant une autre méthode pour l'étude de ce nouveau phénomène). La décision est globalement collégiale, mais se fait principalement entre les deux coordinateurs et six autres participants, qui sont rarement en désaccord au moment de la validation finale du dossier.

En moins d'un an, une soixantaine de dossiers ont été présentés pour *in fine* vingt dossiers sélectionnés en vue d'une analyse de l'exome. En 2015, onze patients avaient obtenu leur résultat et quatre d'entre eux étaient éligibles à une thérapeutique ciblée.

Ces données génétiques sont obtenues à la suite d'une consultation d'oncogénétique à l'HEGP dans le service de gastroentérologie. La consultation dure en moyenne trente minutes. Le plus souvent, le patient est accompagné de son conjoint ou d'un parent proche. L'oncogénéticien est parfois accompagné d'un interne. Cet oncogénéticien est, soit le Professeur Pierre Laurent-Puig, soit le Docteur Géraldine Perkins, participante de la RCPM.

Dans la majorité des cas, la consultation d'oncogénétique est la première rencontre avec le patient. La consultation se divise en général en quatre étapes : 1) la présentation des objectifs de l'analyse, des bénéfices thérapeutiques possibles pour le patient, en précisant les incertitudes et les risques possibles de découvrir une prédisposition à une autre maladie ; 2) la réalisation d'un arbre généalogique génétique pour identifier la présence ou non d'une forme familiale du cancer (ou d'une autre maladie) ; 3) la lecture de la note d'informations et les signatures des consentements papier pour l'analyse sanguine, ainsi que pour l'analyse de la tumeur (le patient indique également s'il souhaite ou non être informé de la présence d'une prédisposition génétique à une maladie) ; 4) la prescription du prélèvement sanguin par l'oncogénéticien, qui sera réalisé juste après la consultation par une infirmière dans une autre salle.

Sauf un seul, aucun patient n'a refusé de signer les consentements. Cependant, il est difficile d'évaluer le niveau de compréhension du patient sur les coûts/bénéfices du séquençage de son exome pour l'instant, d'autant plus que dans quelques cas, les patients ne parlaient pas ou mal le français.

Après environ cinq semaines (temps d'attente précisé au patient lors de la consultation), les résultats du séquençage de l'exome (ADN normal et tumoral) sont disponibles à l'état brut sur la plateforme informatique sécurisée d'Integragen appelée « Oscar ». Le professeur Pierre Laurent-Puig les récupère, les analyse et réalise un compte rendu informatique en format « Word » des données brutes initiales. Le compte rendu intègre : 1) le nom du patient et son numéro de dossier ; 2) le type de cancer et ses localisations ; 3) les mutations germinales (ponctuelles) et les altérations chromosomiques (duplications, délétions, gènes de fusion ciblables) ; 4) les mutations somatiques ; 5) les éléments de pathogénicité ; 6) la conclusion, c'est-à-dire si le patient est éligible ou non à une thérapeutique ciblée.

Les résultats et les conclusions de l'analyse sont transmis à la RCPM, discutés entre les participants et valident la conclusion. Le compte rendu précise également que les éventuelles cibles thérapeutiques qui sont mises en évidence par le séquençage et l'analyse de l'exome doivent être validées par d'autres techniques de séquençages dites ciblées (NGS ou Sanger) agréées par l'agence de biomédecine comme des techniques de diagnostic génétique (ce qui n'est pas encore le cas pour le séquençage de l'exome).

Dans le cas de la découverte d'une prédisposition génétique au cancer ou à une autre maladie, le Professeur

Pierre Laurent-Puig reverra le patient en consultation d'oncogénétique pour lui annoncer le résultat et lui proposer d'effectuer des examens complémentaires pour valider ce résultat et d'informer, s'il le souhaite, sa famille pour qu'elle puisse faire le même examen génétique. Cette situation ne s'est déroulée qu'une seule fois, sur la période d'observation pour une mutation germinale BRCA2, chez un patient de sexe masculin atteint d'un cancer métastatique du poumon. S'il n'y a pas de prédisposition génétique découverte, l'oncologue du patient sera chargé de transmettre l'information.

1.1.2. La réunion de concertation pluridisciplinaire moléculaire de l'Institut Curie

La RCPM de l'Institut Curie a débuté en octobre 2014 et s'inscrit dans la continuité de l'essai clinique SHIVA lancé en 2012 au sein de différents centres de soin et de recherche en France dont l'Institut Curie, par le Docteur Christophe Letourneau, oncologue médical et responsable des essais précoces, de la médecine de précision et des cancers ORL à l'Institut Curie.

L'essai SHIVA consistait, quel que soit le cancer ou sa localisation, à effectuer une biopsie de la métastase (et de la tumeur initiale si besoin, et possible) de patients atteints de cancer au stade métastatique et réfractaires aux traitements standards afin de leur proposer de nouvelles thérapeutiques grâce au profilage moléculaire de leur tumeur après que l'oncologue ait délivré l'information lors d'une consultation et obtenu son consentement éclairé papier signé. Un profilage moléculaire qui se faisait à travers l'utilisation des nouvelles technologies de séquençage, ciblé (« New Genome Sequencing (NGS) ») pour la recherche de mutations activatrices (« driver ») de la carcinogénèse, l'utilisation de puce d'hybridation génomique comparative (« comparative genomic hybridization Array (CGH) ») pour la recherche d'amplification ou de délétions de gènes et l'utilisation des techniques d'immunohistochimie pour l'analyse des récepteurs hormonaux et confirmer (ou affirmer) une amplification ou une délétion génique. Si les biologistes trouvaient les altérations moléculaires d'intérêts pour l'essai clinique (40% des cas), le patient avait la possibilité d'entrer dans cet essai randomisé (chimiothérapie standard versus thérapie ciblée hors indication AMM). 197 patients ont été randomisés entre octobre 2012 et juin 2014.

En moins de 4 semaines, médecins et biologistes arrivaient à réaliser la biopsie, les analyses génomiques, la bioinformatique et le compte rendu validé par les biologistes (résultats présentés à l'ASCO 2015). Dans le cadre de cet essai, oncologues, radiologues, responsables de plateformes, bioinformaticiens et biologistes se retrouvaient dans le cadre de réunions hebdomadaires pour discuter des analyses moléculaires et de leurs résultats, valider la présence ou non d'altération moléculaire d'intérêt et décider si l'état général du patient lui permettait d'entrer dans un essai randomisé. Ces réunions sont donc les précurseurs de la RCPM de l'Institut Curie.

En effet, la RCPM de l'Institut Curie reprend globalement le même rythme (hebdomadaire), les mêmes participants (oncologues, radiologues, responsables de plateformes, bioinformaticiens et biologistes) et le même circuit que l'essai SHIVA (NGS, CGH, immunohistochimie en routine) pour n'importe quel type de patients de l'Institut Curie ou de l'extérieur, seulement si celui-ci y a été vu en consultation. Le patient est inscrit une première fois à la RCPM par son oncologue référent.

Lors de la première inscription, le cas et l'indication du patient sont discutés : Est-il en bon état général ? Existent-ils des essais cliniques compatibles avec ce type de cancer ? Est-il éligible pour entrer dans un essai clinique ? Si l'indication est validée la RCPM décide du type d'analyses moléculaires à prescrire qui vont dépendre principalement du type de cancer et des essais visés. S'il y a besoin d'une nouvelle biopsie (dans le cas de patient extérieur), celle-ci est réalisée à l'Institut puis transmise au centre de ressources biologiques qui assure le contrôle qualité de l'échantillon biologique et l'extraction de l'ADN. Les analyses moléculaires sont faites par la plateforme d'analyse moléculaire de l'Institut, puisque celle-ci fait partie des 28 plateformes de l'INCa. Une fois ses analyses faites, le patient est inscrit une deuxième fois à la RCPM pour qu'il soit orienté vers un essai clinique, dans le cas de la présence d'une anomalie moléculaire d'intérêt ciblable.

L'objectif affiché de cette RCPM est clairement d'orienter les patients vers des essais cliniques de phase 1 ou de phase 2. Elle se situe, comme l'autre RCPM, à la frontière du soin et de la recherche. Elle n'a pas de financement propre, ses participants fonctionnent sur leur temps de travail payé par l'Institut. Il est essentiel de préciser l'existence d'une « pré-RCPM » qui se déroule uniquement en présence des biologistes (également présents lors de la RCPM) afin de détailler davantage le choix des techniques et des analyses et valider les résultats avant le passage en RCPM.

La pré-RCPM a lieu dans la salle de réunion de l'Unité de Génétique au 4ème étage de l'Institut Curie tous les lundis après-midi durant une heure. Au total, elle compte une petite dizaine de participants. Elle est orchestrée essentiellement par le docteur Maud Kamal, coordinatrice de la RCPM, le docteur Ivan Bieche, coordinateur de l'unité de pharmacogénétique du service de génétique de l'Institut Curie, le Docteur Gaëlle Pierron, coordinatrice de l'unité de génétique somatique du même service. La liste des patients a été imprimée sur papier pour chaque participant de la pré-RCPM, où y sont indiqués le nom et le numéro du patient et un bref résumé de son dossier médical relatif à sa pathologie et sa situation clinique.

Il y a bel et bien tout type de localisation tumorale, d'âge et de sexe (même si on remarque une majorité de femmes adultes). Dans la plupart des dossiers, le docteur Maud Kamal lit le dossier, et les docteurs Ivan Bieche et Gaëlle Pierron discutent des résultats ou décident du choix des analyses à faire. Les points récurrents sont : l'âge, le cancer (organe touché), la tumeur (primitive, métastase(s)), les prélèvements faits ou à faire (chirurgie, biopsie, congélation, paraffine), les analyses faites ou à faire (qPCR, Immunohistochimie, FISH), traitements connus ou en cours (chirurgie, chimiothérapie, radiothérapie, radiochimio-thérapie, thérapie ciblée), séquençages faits ou à faire (Sanger, NGS et/ou CGH), présence ou absence de cible(s) thérapeutique(s). Avoir du matériel congelé est important, car c'est le meilleur conditionnement pour réaliser des tests génétiques qui permettent d'orienter vers une quinzaine d'essais cliniques en France d'après cette RCPM.

Au final, jusqu'à 30 dossiers peuvent être traités en 1 heure avec environ 2 à 3 minutes par dossier. A la suite de cette réunion, la « vraie » RCPM débute dans une autre salle de l'institut en présence des mêmes biologistes, auxquels s'ajoutent les oncologues et d'autres médecins.

La RCPM a lieu dans la salle de radiodiagnostic au rez-de-chaussée de l'Institut Curie durant un peu plus d'une heure et demie. Elle ne compte qu'une quinzaine de participants, dont au moins deux oncologues médicaux et un radiologue. La réunion est dirigée par le docteur Christophe Le Tourneau, qui présentera la majorité des dossiers. La liste des dossiers est également imprimée sur papier pour chaque participant. Les dossiers sont informatisés et accessibles sur la plateforme informatique sécurisée de l'Institut appelée « Elios » et projetés sur un écran durant la réunion.

Le dossier complet type d'un patient regroupe : son compte rendu de RCP dit « classique », son compte rendu d'hospitalisation, son compte rendu « anapathe », le compte rendu de ses résultats d'analyses moléculaires (si elles ont été faites). Les points récurrents de la pré-RCPM reviennent également au cours de celle-ci. En parallèle, le radiologue regarde sur un autre ordinateur les clichés d'IRM afin de déterminer si la tumeur est biopsiable ou non.

En fonction de la qualité et de la quantité d'ADN disponible, il sera prescrit le séquençage en NGS de 10, 50 ou 60 gènes (deux panels courants : « S-like » et « Poumon-Colon ») permettant de déterminer la sensibilité ou la résistance à une nouvelle thérapie ciblée, auquel est associée une technique de CGH qui permet de déterminer les amplifications focales (oncogènes) ou les délétions homozygotes (gènes suppresseurs de tumeur). Il faut compter environ 3 semaines entre la prescription de l'analyse et le retour de ces résultats.

Les analyses et les comptes rendus sont réalisés par les deux unités de génétiques participantes. Comme durant la pré-RCPM, la coordinatrice, le docteur Maud Kamal, prend note sur son ordinateur de toutes décisions prises durant la RCPM pour chaque patient. Elle les reprend à voix haute à la fin de la réunion, afin de s'assurer avec tout le monde qu'elle n'a pas fait d'erreur. Le compte rendu de la RCPM ainsi que des résultats d'analyse sont ajoutés au dossier médical du patient. Un compte rendu global de la RCPM est également réalisé pour les participants.

1.1.3. Les réunions de concertation pluridisciplinaire moléculaire dans le monde

Sur certains aspects, les réunions de concertation pluri-disciplinaire moléculaire (RCPM) constituent le prolongement des réunions de concertation pluridisciplinaire (RCP) ; sur d'autres, non.

En oncologie, la RCP est obligatoire pour toutes prises de décisions concernant un malade et peut se dérouler soit : dans un établissement santé ou un groupement d'établissements de santé ; dans un réseau de cancérologie et dans des centres de coordination en cancérologie (3C) (circulaire DHOS/SDO no 2005-101 du 22 février 2005 relative à l'organisation des soins en oncologie). Pour être jugée valable, une RCP à visée de diagnostic, ou thérapeutique, doit se faire en présence d'au moins trois médecins de spécialités différentes. A ces fondamentaux, s'ajoutent des modalités organisationnelles : 1) un rythme adapté à la spécialité et à l'activité ; 2) une présentation des patients, à tour de rôle, et une prise en charge collective ; 3) une traçabilité via l'avis de la RCP comportant la date, la proposition thérapeutique, les noms et les qualifications des participants ; 4) une décision soumise et expliquée au patient (125).

Les RCP ne sont pas propres à la France. RCP se dit « tumor board » (TB) aux États-Unis, ou « multidisciplinary teams » au Royaume-Uni, dans le Commonwealth et en Suisse. Selon le National Institutes of Health (NIH) des États-Unis, par exemple, les TB sont « *une approche de planification de traitement dans lequel un certain nombre de médecins qui sont des experts dans différentes spécialités (disciplines) examinent et analysent l'état et les options de traitement médical du patient* ». Trois spécialités différentes sont donc généralement présentes : l'oncologue, le chirurgien et le radiologue (site web du NIH (www.cancer.gov)). Les TB peuvent également inclure un pathologiste, bien que cette possibilité ne soit pas directement dite par le NIH (Figure 1) (126).

Si l'objectif principal des RCP (ou TB) est d'améliorer directement la prise en charge des patients (127), un autre objectif, et non des moindres, est également d'améliorer la communication et les interactions entre les différentes spécialités (par exemple entre les plateformes d'imagerie et de pathologie) (128). Cependant, les spécialités présentes sont essentiellement « cliniques ». Il s'agit de cliniciens. On ne trouve pas, ou peu, de chercheurs parmi les membres des RCP, et il semble y avoir peu de communication directe entre ces deux mondes (Figure 6) (127-132). Cette absence de chercheurs pouvait refléter, jusqu'à récemment, une certaine prédominance de l'approche histologique (le tissu, ou l'organe) sur l'approche moléculaire (les gènes). L'expertise scientifique d'une plateforme de génomique ou de bioinformatique n'était pas nécessaire pour le diagnostic (radiologie, immunochimie) ou pour la sélection des traitements « habituels » (chirurgie, chimiothérapie, radiothérapie). Mais avec l'arrivée des thérapies ciblées, le cancer n'est plus uniquement la conséquence du dysfonctionnement d'un organe, mais également celle du dysfonctionnement de gènes qu'il faut désormais diagnostiquer par séquençage. Ainsi, l'émergence de ces nouvelles stratégies de diagnostic et thérapeutique semble avoir mené au développement des RCPM, ou MTB dans les pays anglo-saxons (102).

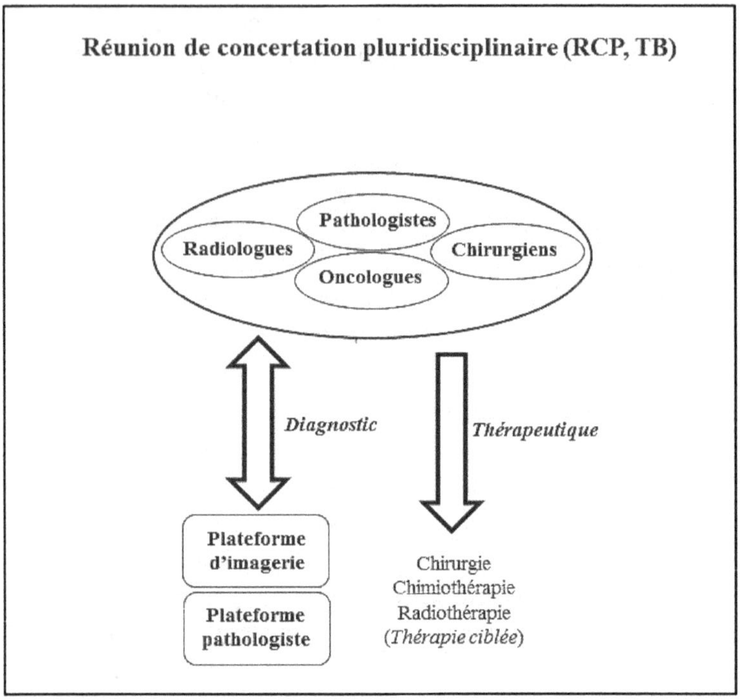

Figure 6. Schéma représentant l'organisation et le fonctionnement d'une réunion de concertation pluridisciplinaire (RCP, TB). Adapté à partir de Stoeklé et al, Science and Engineering Ethics 2017.

Le choix du nom reflète parfaitement cette « généticisation », ou plutôt « techno-scientization » de la médecine (21, 22, 133-135). Les MTB peuvent également être nommées « molecular biology board » (Institut Curie) ou « genomic tumor board » (Cleveland Clinic). Mais quel que soit le nom, pour le moment, peu d'articles ont été publiés sur les RCPM. Seule l'Université de Californie San Diego (UCSD) Moores Cancer Center (États-Unis) (103), la Cleveland Clinic (US) (136), l'Institut Curie (France) (137), et nous à présent (138), ont déjà publié sur le sujet. A noter qu'un article publié dans *Nature Medicine* en juillet 2015 estimait qu'il y avait 30 MTB à travers les États-Unis (102).

De ce que nous avons pu observer indirectement, et directement, elles semblent fonctionner toutes similairement, sauf que l'accès reste en théorie « gratuit » en France (Figure 7).

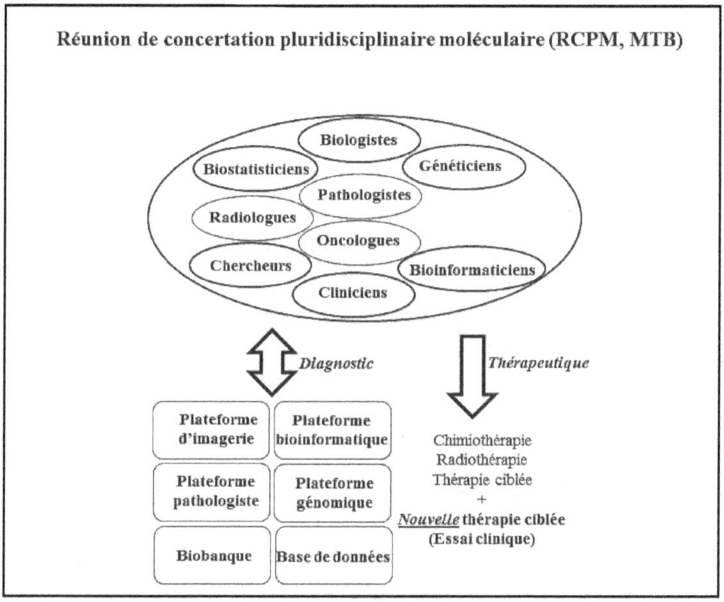

Figure 7. Schéma représentant l'organisation et le fonctionnement d'une réunion de concertation pluridisciplinaire moléculaire (RCPM, MTB). Adapté à partir de Stoeklé et al, Science and Engineering Ethics 2017.

Donc les RCPM permettent d'identifier les cibles tumorales accessibles à des traitements, soit déjà commercialisés, soit dans le cadre d'essais thérapeutiques, c'est-à-dire passer du cadre du soin à celui de la recherche, en fonction des données génétiques obtenues après séquençage (134, 139). Oncologues, radiologues, pathologistes, mais aussi biologistes, généticiens, bioinformaticiens, biostatisticiens, chercheurs et cliniciens s'y mélangent. S'agissant, la plupart du temps, de patients en échec thérapeutique et/ou atteints d'un cancer métastatique, la chirurgie y a été remplacée par la génétique, la bioinformatique et la biostatistique (Figure 7).

Pour cela, elles interagissent avec de nouvelles plateformes comme les plateformes de génomique et de bioinformatique pour la production et le traitement des données génétiques agrégées à d'autres données, mais aussi avec les biobanques et les bases de données pour les stockages respectifs des échantillons biologiques et des données (Figure 7).

Mais le point remarquable est que l'accès aux tests génétiques se fait via un clinicien et un consentement éclairé initial, qui semble être à chaque fois papier (bien que parfois numérisé par la suite), et qu'il se situe, en France ou à l'étranger, à la frontière entre le soin et le recherche, ne serait-ce qu'en raison de l'orientation des patients vers des essais cliniques précoces possibles (Figure 7).

Comme nous l'avons vu précédemment, en France, les RCPM ont été développées à l'Institut Curie (137), à l'Institut Gustave Roussy (140) et *l'Assistance Publique des Hôpitaux de Paris* (le réseau de l'hôpital parisien), y compris, en particulier, *Hôpital Européen Georges Pompidou* (Hôpital Européen Georges Pompidou) et *Hôpital Tenon* (Hôpital Tenon) (134). Mais d'autres structures de ce type devraient être développées dans toute la France dans un avenir proche, en réponse aux nouvelles politiques de santé et de recherche concernant le diagnostic et le traitement du cancer, comme le stipule bien le Plan Médecine Génomique 2025 (141) ; à noter, également, que l'un des premiers rapports à introduire, en France, l'émergence de la MP auprès des différents services de l'État est celui du Génopole/Ernst&Young intitulé « Médecine personnalisée : panorama des initiatives publiques et privées en Amérique du Nord et en Europe » (142).

1.2. 23andMe et les biotechs

23andMe est une entreprise privée américaine basée à Mountain View, en Californie. Elle est spécialisée dans le secteur de la biotechnologie et a été fondée en 2006 par Linda Avey et Anne Wojcicki. Google fut l'un des principaux investisseurs dans les quatre séries d'investissement qui ont pu être observées (Figure 8) (11).

Les séries d'investissement

Séries	Mois / Année	Fonds (millions de dollars)	Investisseurs
Séries A	Mai 2007	9	**Google**, Genentech, Mohr Davidow Ventures, New Enterprise Associates
Séries B	Juin 2009	12.5	**Google**, Sergey Brin
Séries C (1)	Novembre. 2010	22	Johnson & Johnson Development Corporation, New Enterprise Associates, **Google Ventures**
Séries C (2)	Janvier. 2011	9	Johnson & Johnson Development Corporation
Séries D	Décembre. 2012	50	**Google Ventures**, Yuri Milner, MPM Capital, New Enterprise Associates, Sergey Brin, Anne Wojcicki

Figure 8. Tableau présentant les différentes séries d'investissement, leurs dates, leurs montants ainsi que le nom des principaux investisseurs. Adapté à partir de Stoeklé et al, BMC Medical Ethics 2016.

A première vue, l'offre de 23andMe est une offre de service d'un test génétique relatif à la santé (pas uniquement le cancer) et à l'ancestralité d'un individu, directement au client (patient ou non) sur Internet (« direct to consumer »), sans l'intermédiaire d'un professionnel de santé et sans la nécessité d'une prescription médicale. Le test est en vente aux États-Unis depuis 2006, mais aussi récemment au Canada (23andMe Canada), en Grande-Bretagne (23andMe UK), en Irlande, au Danemark, en Finlande, aux Pays-Bas et en Suède (23andMe Europe).

L'approche peut être résumée en cinq étapes, comme suit (Figure 9) : 1) signature d'un contrat commercial en ligne, suivi de la commande d'un kit pour effectuer un prélèvement de salive ; 2) livraison du kit au domicile du client pour qu'il effectue lui-même le prélèvement ; 3) le client renvoie ensuite par la poste l'échantillon de salive à 23andMe ; 4) 23andMe extrait et analyse l'ADN sur une puce Illumina Human Omni Express-24 (2 millions de SNP couvrant tout le génome) ; 5) Les résultats du test génétique sont disponibles directement en ligne via un compte web personnalisé 23andMe, six à huit semaines après réception de l'échantillon par la société.

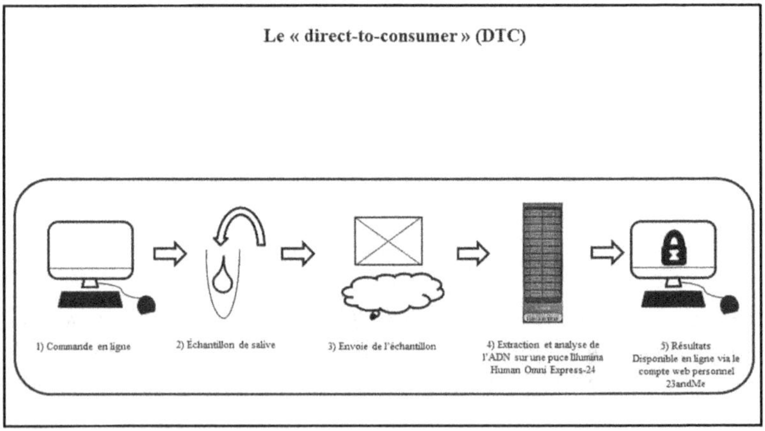

Figure 9. Schéma représentant les étapes principales du processus du service « direct-to-consumer » de 23andMe. Adapté à partir de Stoeklé et al, BMC Medical Ethics 2016.

Comme expliqué précédemment, le test génétique DTC n'est pas du séquençage, mais du génotypage. Pour rappel, le séquençage de l'ADN équivaut à déterminer la séquence en nucléotides d'un fragment d'ADN donné jusqu'au génome entier d'un individu (« Whole Genome Sequencing » (WGS)). Le génotypage appelé aussi « Genome Wide Association » (GWA) ou étude d'association pangénomique, recherche chez plusieurs individus des variantes génétiques polymorphes en commun d'un SNP (Single Nucleotide Polymorphism) ou plusieurs nucléotides (CNV, Copie Number Variation, Microsatellites) potentiellement associés à des facteurs de risques ou à des groupes ethniques identifiés dans la littérature scientifique.

Les informations génétiques obtenues sont directement transmises aux clients, via leur compte web 23andMe. La société rappelle alors à ses clients américains, qui sont protégés par la loi fédérale de non-discrimination de l'information sur les droits génétiques (GINA). Cette loi, dans son état actuel, protège les citoyens américains contre la discrimination génétique.

Mais en réalité, toujours selon le site Internet de 23andMe en 2014, en particulier la section « terms of service » (conditions de service), deux types de services semblent être proposés par l'entreprise : le test génétique DTC (expliqué dans le paragraphe précédent) et la participation à « 23andMe Research » (la recherche de 23andMe). Le DTC est l'offre de service la plus mise en évidence sur le site Internet et sur les réseaux sociaux (principalement Facebook et Twitter).

« 23andMe Research » est facultatif. On peut souscrire à l'offre de test génétique DTC, sans pour autant participer à 23andMe Research. Selon les conditions d'utilisation de 2014, ce service diffère de l'activité de recherche et développement (R&D) qui, elle, est conçue pour améliorer les services et offrir de nouveaux produits ou services aux consommateurs. Selon la section « Full privacy Statement » (déclaration de confidentialité intégrale), 23andMe Research fait référence à des recherches scientifiques effectuées par 23andMe ou par des tiers en collaboration avec 23andMe. Les « tiers » en question peuvent être des partenaires publics, privés, ou même gouvernementaux, permettant de développer la recherche et la compréhension de la génétique.

Pour utiliser ce second service, facultatif par rapport au premier qui est « obligatoire », les « clients » doivent nécessairement signer un consentement éclairé électronique, disponible gratuitement sur le site web. Cette option est associée à la notion de « full service » (service complet), car selon l'entreprise, elle implique l'accès des informations supplémentaires, potentiellement bénéfiques, qui ne sont pas disponibles aux clients qui utilisent uniquement le service DTC et donc ne signent pas ce consentement éclairé électronique. Les tiers, mentionnés dans le paragraphe précédent, sont la « seconde face » de l'offre de 23andMe Research.

En effet, en échange d'informations, ou plutôt des données, sur leurs propres gènes (« genetic information) relatives à leur santé ou leur ancestralité, les clients de 23andMe fournissent, non seulement de l'argent, mais aussi des données personnelles (« self-reported information ») ainsi que, plus ou moins directement, des données sur leur comportement sur Internet (web behavior information), sans omettre l'échantillon de salive (« saliva sample ») (Figure 10). Toutes ces informations sont partagées, ou plutôt échangées et vendues, aux tiers, soit à des fins de recherche scientifique, soit à des fins économiques (brevets, licences d'exploitation). 23andMe semble être au centre de flux d'échantillons biologiques, de données et d'informations entre les individus, la recherche et les industriels.

Vocabulaire

« **Genetic Information**. Genetic Information refers to features of your DNA that distinguish you from other people (e.g. the As, Ts, Cs, and Gs at particular locations in your genome) and is generated when we analyze and process your saliva sample, or when you otherwise contribute or access your Genetic Information through our Services. Genetic Information includes the 23andMe Results information reported to you as part of our Services, and may be used for other purposes, as outlined in Section 2 below. »

« **Self-Reported Information**. You have the option to provide us with additional information about yourself through surveys, forms, features or applications. For example, you may provide us with information about your personal traits (e.g., eye color, height), ethnicity, disease conditions (e.g. Type 2 Diabetes), other health-related information (e.g. pulse rate, cholesterol levels, visual acuity), and family history information (e.g. information similar to the foregoing about your family members). Where you are disclosing information about a family member, you should make sure that you have permission from the family member to do so. »

« **Web Behavior Information**. We and our third party partners use cookies and similar technologies (such as web beacons, tags, scripts and device identifiers) to help us recognize you, customize and improve your experience, provide security, analyze usage of our Services (such as to analyze your interactions with the results, reports, and other features of the Service), gather demographic information about our user base, to offer our products and services to you, to monitor the success of marketing programs, and to serve targeted advertising on our site and on other sites around the Internet. We and our third party partners do not use your sensitive information, such as Genetic Information and Self-Reported Information, for targeted advertising. We may receive reports based on the use of these technologies by these companies on an individual as well as aggregated basis. Users can control the use of cookies at the individual browser level. If you reject cookies, you may still use our site, but your ability to use some features or areas of our site may be limited. »

« **Saliva sample and bio-banking**. To use our genetic testing services, you must purchase, or receive as a gift, a 23andMe Personal Genome Service® testing kit, register an online account, and ship your saliva sample to our third-party laboratory. Once received, your saliva sample will be identified by its unique barcode, along with your gender and your date of birth. The barcode label identifies you to us but not to our third-party laboratory. Unless you choose to store your sample with 23andMe (called "bio-banking"), **your saliva samples and DNA** are destroyed after the laboratory completes its work, unless the laboratory's legal and regulatory requirements require it to maintain physical samples. »

Figure 10. Définitions selon le document « full privacy statement » disponible sur le site Internet de 23andMe en 2014. Adapté à partir de Stoeklé et al, BMC Medical Ethics 2016.

La preuve en fut en janvier 2015, lorsque 23andMe signa un contrat de 60 millions de dollars avec la biotech Genentech, pour le séquençage complet du génome de 3000 clients atteints de la maladie de Parkinson. Genentech, qui d'ailleurs, au même titre que Google, fait partie des investisseurs initiaux de 23andMe (Figure 8). Il semblerait que nous ayons affaire à un « two sided market ».

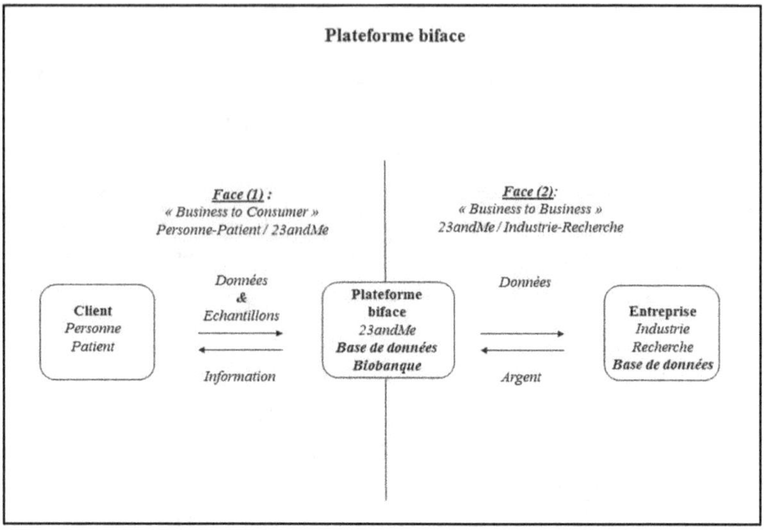

Figure 11. Schématisation du « two sided market » ou « marché biface » ou « plateforme biface » de 23andMe. Adapté à partir de Stoeklé et al, BMC Medical Ethics 2016.

Par définition, un « two sided market » ou « marché biface », est un marché dans lequel deux groupes d'« utilisateurs » différents interagissent, via une plateforme économique intermédiaire, connue sous le nom de « plateforme biface » (104, 143, 144). Cette mise en place permet des échanges qui n'auraient pas eu lieu autrement, créant de la valeur pour les deux parties. Les deux parties (dans notre cas, les individus qui cherchent à obtenir des informations sur leurs propres gènes et des laboratoires de recherche ou des industriels, qui cherchent également à obtenir ces informations) peuvent être considérées comme des « clients » ou des « consommateurs ». Les marchés bifaces existent dans de nombreux secteurs, occupant le même espace économique que les offres traditionnelles de biens ou de services, comme celles fournies par Facebook, Sony ou Google (Alphabet), par exemple.

Le modèle économique de 23andMe serait donc celui de la constitution d'une plateforme biface : d'un côté, collecter directement auprès du consommateur, via Internet, des échantillons et des informations grâce à la commercialisation d'un test génétique bon marché (cumul des offres de DTC et 23andMe Research) ; de l'autre, constituer une biobanque et une base de données valorisable auprès de la recherche ou de l'industrie (Figure 11).

Pourtant, du moins en 2014, ce qui a changé depuis (« biobanking consent » qui n'était pas mis en avant de cette façon en 2014), les activités de « data banking » n'apparaissaient pas dans le document de consentement éclairé, ou dans tout autre document disponible sur le site. Le terme « biobank » ou « biobanking » lui, est utilisé une fois, mais seulement pour expliquer le stockage des échantillons de salive. Enfin trois événements sont intéressants à relever : l'accroissement des investissements financiers, la baisse des prix des tests génétiques et l'augmentation exponentielle du nombre de consommateurs sur une très courte période.

En effet, en l'espace de dix ans seulement, cette entreprise américaine a vendu plus d'un million de tests génétiques grâce à une communication adaptée sur Internet et à une baisse significative du prix des tests. Celui-ci est passé progressivement de 1 000 à 100 dollars en six ans. Une vente à perte lorsque l'on prend en compte le prix de la puce électronique utilisée et son analyse. Cette perte à court terme semble avoir été soutenue par quatre levées de fonds consécutives, d'une valeur totale de 102,5 millions de dollars (Figure 8). Il est donc possible et probable que les bénéfices attendus par l'entreprise ne concernaient pas la vente du test, mais la valorisation, scientifique et économique, des données obtenues (d'ailleurs en 2015, l'entreprise a levé encore 115 millions de dollars supplémentaires, lui conférant, à ce moment, une valeur globale de plus d'un milliard de dollars) (Figure 12).

Pourtant, cet événement semblait prévisible, d'une certaine façon. Depuis les années 1990, des biotechs américaines investissent à perte dans la collecte d'échantillons et d'informations pour constituer une biobanque, qu'elles valorisent ensuite auprès de l'industrie pharmaceutique. Une marchandisation des données génétiques, en somme, dont certains en France semblaient découvrir l'existence avec 23andMe, en raison de son interdiction sur le sol national.

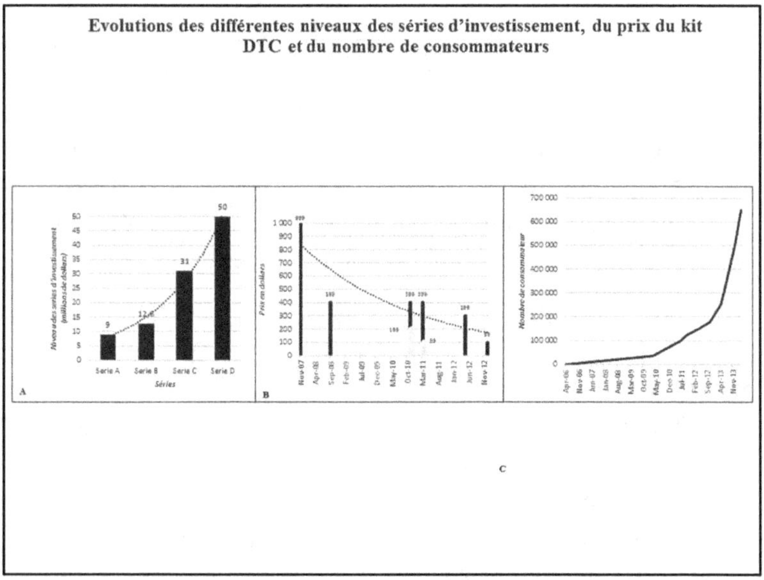

Figure 12. Graphiques représentant a) l'augmentation du niveau des fonds d'investissement de 23andMe au cours du temps, b) la baisse du prix du kit au cours du temps, c) l'augmentation du nombre de consommateurs au cours du temps. Adapté à partir de Stoeklé et al, BMC Medical Ethics 2016.

Cette « marchandisation de la connaissance scientifique sur le génome humain » a été présentée dans un article de la revue Économie & Prévision en 2001 (145, 146). Selon ses auteurs, le séquençage du premier génome humain, initié en 1988, a rapidement révélé les limites financières et techniques des laboratoires académiques pour réaliser un séquençage de masse à grande échelle. Ce qui a poussé la communauté scientifique américaine à s'ouvrir au secteur privé et à user de lois votées dans les années 1980 (Bayh-Dole Act, 1980) qui permettaient aux universités et aux petites entreprises de déposer en commun des brevets sur ses inventions.

Ainsi, le savoir-faire d'équipes de recherche académiques a été mis au service de nouvelles « biotechs », telles que Human Genomes Sciences, Incyte Pharmaceuticals, Millenium Pharmaceuticals, et Myriad Genetics, probablement les plus célèbres, spécialisées dans le séquençage de l'ADN et la marchandisation de données génétiques (mais avec prescription médicale préalable, et dans le cas de Myriad, spécialisée dans le Cancer). Remarquablement déficitaires tout au long des années 1990 en raison de dépenses considérables en R&D, certaines ont commencé à signer des contrats importants avec l'industrie pharmaceutique, dès la fin de la décennie. Le plus fameux est celui signé en 1998, entre la multinationale allemande Bayer AG et la biotech Millenium Pharmaceuticals, d'un montant de 465 millions de dollars.

2. La modélisation du phénomène : « comment ça pourrait marcher ? »

La combinaison de nos différentes observations à nos connaissances préalables nous a permis de bien distinguer dans le phénomène de MP différentes interactions majeures.

En effet, l'observation des RCPM, du moins en France, révèle que les centres de soin et de recherche académique semblent depuis quelques années se réorganiser. Cette réorganisation permet de coordonner à la fois l'échange et le partage d'échantillons biologiques, données génétiques et informations, via différentes voies de communication matérialisées et dématérialisées entre les patients (cancer métastatique, échec thérapeutique), cliniciens (oncologues, radiologues, pathologistes), les chercheurs (généticiens, bioinformaticiens) et les industriels (biotechs, pharmas). Mais l'opérabilité de ces interactions ne peut avoir lieu sans quatre autres éléments majeurs : les biobanques qui stockent les échantillons biologiques (tumeur, sang) ; les plateformes de génomique qui produisent les données génétiques à partir du séquençage de l'ADN, extrait des échantillons ; les bases de données qui stockent les données génétiques produites ; les plateformes de bioinformatique qui agrègent les données génétiques aux autres données de santé pour obtenir une information utilisable par la clinique, la recherche et/ou par l'industrie.

L'observation indirecte de 23andMe, combinée à d'autres biotechs comme Myriad Genetics, entre autres, révèle qu'une autre tendance émerge aux États-Unis, au moins depuis la fin des années 1990, et dans d'autres pays anglo-saxons. Ce sont des entreprises privées qui reprennent l'organisation observée et décrite dans les centres de soin et de recherche académiques en France et ailleurs, autour de l'accès des tests génétiques et du biobanking, mais en la transformant en un marché biface très rentable. N'importe qui peut y avoir accès, patients ou non, cancer ou non, du moment qu'il a un accès à un Internet et qu'il est en mesure de payer, argent comptant. En effet, dans le cas de 23andMe, l'accès se fait sans l'intermédiaire du clinicien, sur Internet, pour quelques centaines de dollars, et le biobanking concentre des échantillons de salive (ce qui n'est pas le cas pour une entreprise comme Myriad Genetics, par exemple, qui stocke du sang et impose une prescription médicale).

En plus de cette absence du clinicien remarquable dans le cas de 23andMe, l'autre point de divergence, et probablement le plus important, avec le monde académique, sont les voies de communication, en particulier celles permettant la circulation de données génétiques et d'informations, de plus en plus dématérialisées, jusqu'au consentement éclairé. Le privé les a « ultra » modernisées. Il a totalement effectué sa transition numérique.

Ainsi, à partir de ces observations, combinées aux informations initiales mentionnées dans l'introduction, il devient possible de modéliser systémiquement, et qualitativement, la fin et les moyens globaux du phénomène de MP. En d'autres termes, il devient possible de répondre à la question suivante : « comment ça pourrait marcher ? », c'est-à-dire déterminer son existence propre, indépendante des manifestations individuelles, comme le propose Durkheim, qui d'ailleurs, semble aller bien au-delà de celle formulée initialement dans l'introduction.

En effet, les fins de la MP semblent être, à partir d'une masse très importante de données, en particulier génétiques, déduire par l'approche du *Datamining* ou induire par l'approche du *Big Data* (ces deux approches sont expliquées plus bas) différentes informations hautement valorisables et valorisées à la fois au niveau du soin (clinique), de la recherche (scientifique, technologique) et de l'industrie (économique). Le moyen pour cela semble être le développement d'un réseau d'échange ou de partage d'échantillons biologiques, de données, en particulier génétiques, entre patients, cliniciens, chercheurs et industriels, grâce à des voies de communication des plus en plus dématérialisées, qui centralisent le stockage des échantillons biologiques et des données, et une partie (qui peut être externalisée) du traitement et de l'analyse (*in silico* et autre), au niveau d'un lieu précis qui peut être un centre de soin et de recherche académique, comme en France (ex : HEGP, Institut Curie), et/ou une entreprise privée, comme aux États-Unis, mais avec (ex : Myriad Genetics) ou sans (ex : 23andMe) l'intermédiaire du clinicien. Mais qu'il soit dématérialisé ou non, le consentement reste cependant exprès et non présumé.

La médecine personnalisée semble donc nécessiter de grandes quantités de données pour fonctionner et se développer, en particulier dans le domaine du cancer. C'est pourquoi, selon nous, la médecine personnalisée ne devrait pas être appelée « médecine personnalisée », ni même « médecine génomique » ou « médecine de précision », mais « médecine des données » (MD) (bien que ce terme soit encore rarement utilisé dans la littérature scientifique).

L'innovation scientifique et technologique en informatique a permis d'aboutir à de nouveaux outils et méthodes cliniques (algorithmes spécifiques), permettant de déduire des informations cliniques présumées, connues (par exemple des mutations ciblées approuvées) à partir d'une grande quantité de données, notamment de données génétiques. C'est l'approche dite de *Datamining* (147), et elle semble correspondre plus à la définition parfois donnée à la « médecine génomique » ou « médecine de précision », qui est d'adapter un traitement connu à un profil génétique connu. Cependant, d'autres nouveaux outils et méthodes (par exemple, le *machine learning* ou *deep learning* via l'intelligence artificielle) permettent d'induire des informations cliniques insoupçonnées, inconnues (par exemple, une nouvelle mutation ou une mutation ciblée mais non approuvée) à partir d'une grande quantité de données (peut-être même encore plus importante). C'est l'approche dite de *Big Data* (147). Notre idée est que la MD englobe à la fois l'« ancienne » approche de *Datamining* et la « nouvelle » approche de *Big Data* comme observé.

Nous avons donc modélisé nos observations et descriptions relatives de la façon ci-après (Figure 13).

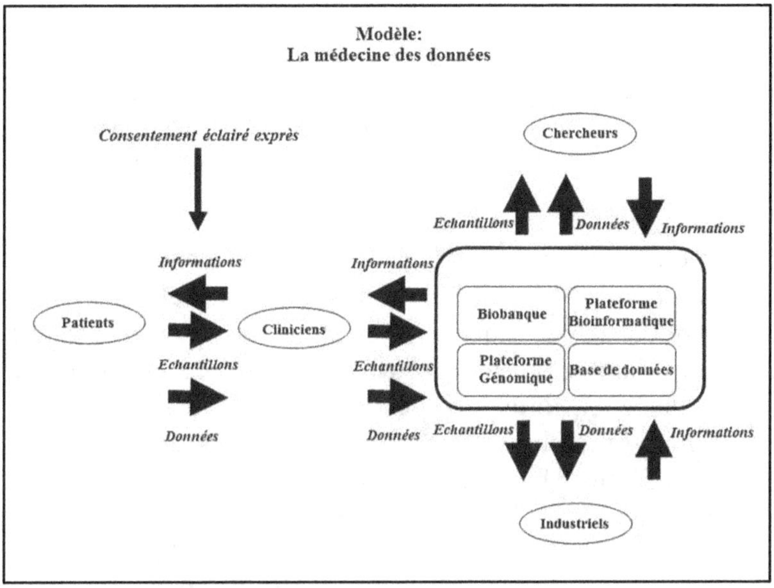

Figure 13. Modélisation systémique théorique inductive qualitative de la médecine des données. Adapté à partir de Stoeklé et al, Science and Engineering Ethics 2017.

Pour rappel, comme précisé dans l'introduction, et bien représenté dans le modèle (Figure 8), la « donnée » renvoie souvent à l'idée d'informations relatives à la santé ou à d'autres caractéristiques propres à un individu (biologique, psychologique, social, etc.) numérisées et stockées sur des serveurs informatiques appelés « bases de données » ou « entrepôts de données ». Mais nous préférons ici une autre idée de la « donnée » qui est une information brute, ou une information « pauvre en information », c'est-à-dire une information dont la finalité, le sens ou la valeur d'usage (scientifique, clinique, économique, etc.) n'est pas encore déterminé ; soit, ici aussi, une approche inductive de l'information. La donnée génétique est un bon exemple. Celle-ci peut avoir plusieurs finalités (clinique, scientifique, économique) plus ou moins corrélées les unes aux autres. Le choix d'une finalité, souvent selon le cadre du traitement et de l'analyse correspondants (soin, recherche, industrie), transformera la donnée génétique en une information (bleu foncé) avec une valeur d'usage ou un sens bien précis (ou plusieurs) : clinique, scientifique, économique, etc.

Ainsi, autour d'un même « stock » ou « réservoir » (termes tirés de l'ouvrage de Joël de Rosnay dans *Le macroscope* (96)) d'échantillons biologiques et de données, en particulier génétiques, et un réseau adéquat, une valorisation clinique, scientifique, technologique et économique, simultanée et forte, est possible. En d'autres termes, la personne, morale ou physique, qui possède les stocks d'échantillons biologiques de données génétiques et d'informations, en centralisant les flux correspondants dans sa direction, possède une « mine d'or » pour elle-même et/ou la société à laquelle elle appartient. Outre des moyens technologiques de pointes d'accès, de stockage de traitement et d'analyse, l'exploitation de ces stocks nécessite pour cette personne un dispositif de communication, mais aussi et surtout un cadre légal et moral adapté, en fonction des bénéfices attendus, et l'équilibre entre bénéfices individuels et collectifs.

Donc, selon nous, les enjeux éthiques majeurs de ce phénomène de MD semblent résider dans les moyens et les modalités d'accès, d'usage et de stockage des données génétiques, car de là découle pour une organisation, au final, globalement similaire du phénomène entre 23andMe et des RCPM en France, par exemple, (Figue 8) un fonctionnement radicalement opposé qui questionne certaines normes morales et juridiques en vigueur.

En effet, le fonctionnement des RCPM, du moins en France, repose sur la volonté d'un accès gratuit mais conditionnel (soin ou recherche) aux données génétiques, via une mutualisation publique de plateformes techniques et de stocks d'échantillons biologiques et des données, au niveau de centres de soin et de recherche académiques publics (ex : HEGP, Tenon), ou privés mais reconnus d'utilité publique (ex : Institut Curie) ; soit un fonctionnement fondé davantage sur l'idée de partage que d'échange des données génétiques. A contrario, le fonctionnement de 23andMe, du moins aux États-Unis, repose sur la volonté d'un accès payant mais libre (malade ou non) aux données génétiques, via une libéralisation de plateformes techniques et de stocks d'échantillons biologiques au niveau d'entreprises privées ; soit un fonctionnement fondé davantage sur l'idée d'échange que de partage de données génétiques.

En conséquence, au moins deux scénarii possibles fondés pour l'un, sur l'exemple de 23andMe, pour l'autre, sur celui des RCPM en France, vont nous permettre de mieux discuter des enjeux éthiques dans l'échange et le partage des données génétiques.

Scénarii (*Discussion*) : l'échange et le partage des données génétiques, l'exemple des réunions de concertation pluridisciplinaire moléculaire en France et de 23andMe aux États-Unis

Rappel : pour différentes raisons, argumentées dans la deuxième section de la partie « Introduction », puis dans toute la partie « Méthode », la partie « Discussion » a été remplacée par une partie « Scénarii » pour ce travail.

En 1950, soit environ 10 ans avant les débuts d'Internet, le mathématicien, Norbert Wiener écrivait déjà dans son ouvrage *Cybernétique et société : l'usage humain des êtres humains* que « le sort de l'information dans le monde typiquement américain est de devenir quelque chose qu'on peut vendre ou acheter » (148). Pour cela, il suffit à l'individu, ou à la société, de développer des moyens d'accès et de production de cette information, qui peuvent être publics, ou privés. C'est sur cette idée majeure que repose le modèle économique de 23andMe, et de bien d'autres entreprises privées américaines : l'information est une marchandise comme une autre que nous pouvons échanger ; elle n'est pas nécessairement un bien commun à partager. A partir de cette idée, différents scénarii étaient donc envisageables.

En 2017, tout particulièrement aux États-Unis, une biotech comme 23andMe a, à sa disposition, différents moyens lui permettant d'obtenir et de stocker un volume important d'échantillons biologiques, puis de produire et de stocker un volume important de données génétiques, avec ou sans l'intermédiaire d'un clinicien (scénario 1) (Figure 14). Cette véritable réorganisation du soin et de la recherche autour d'un accès « libre » des tests génétiques, et en conséquence, aux informations ou aux données génétiques, questionnent nécessairement les normes morales et juridiques établies dans un pays comme la France, concernant le droit d'accès et d'usage de ses propres informations ou données génétiques (149). Mais le questionnement et les normes divergent selon les pays.

Selon un rapport de l'Agence de Biomédecine sur les tests génétiques, publié en 2016 (150), il n'y aurait aucune définition consensuelle d'un test génétique, et très peu de pays auraient adopté une législation spécifique relative aux tests génétiques, mises à part l'Autriche, la Suisse, l'Allemagne et le Portugal. Aux États-Unis, bien que certains tests relatifs à la santé des individus soient accessibles sans prescription médicale et facturés par les laboratoires concernés, 24 états américains auraient interdit la divulgation des résultats des tests génétiques de diagnostic, en l'absence d'un médecin. Néanmoins, un nombre croissant de lois sur la « vie privée génétique » ont été adoptées aux États-Unis au cours des dernières années, contrairement à l'Europe, qui semble maintenant aller dans le sens opposé (150).

En effet, l'Union Européenne (UE) semble, pour l'instant, s'orienter de plus en plus vers une plus large et plus libre circulation (échange ou partage, ce n'est pas clairement distingué) des données à des fins de recherche (150). Selon le même rapport de l'Agence de Biomédecine (150), le Royaume-Uni a, par exemple, récemment été plus loin. La « Human Genetics Commission », en qualité d'experte sur ces thèmes, considère désormais qu'il ne serait pas souhaitable d'interdire les tests génétiques disponibles sur Internet, car il ne sera tout simplement objectivement pas possible de contrôler une telle interdiction, compte tenu de la liberté d'accès à Internet actuelle. Toutefois, il recommande la mise en place d'un cadre réglementaire et juridique strict pour la qualité des tests, les informations transmises et les qualifications des personnes effectuant le test.

La preuve concrète de ce changement de position est que 23andMe est entré sur le marché britannique en décembre 2014, environ un an après avoir été interdit par la FDA aux États-Unis (réautorisé en 2016) (151, 152). L'Irlande, le Danemark, la Finlande, les Pays-Bas et la Suède ont tous accepté la mise en vente du test 23andMe sur leur territoire (23andMe Europe). Qu'en est-il de la France ?

Selon le droit civil français, l'individu est autorisé par la société à avoir un accès à ses données génétiques, ou du moins à des informations relatives à sa génétique (cf. modèle), soit dans le cadre du soin par l'intermédiaire d'un laboratoire et d'un généticien agréé par l'agence de biomédecine, après avoir obtenu une prescription médicale auprès d'un médecin habilité à le faire, ou dans le cas d'un protocole de recherche validé par un CPP, pour la protection des personnes et la CNIL, pour la protection des données génétiques. De plus, dans le cadre du soin, c'est-à-dire pour la réalisation d'un diagnostic médical, le test doit être un séquençage de gènes spécifiques, le plus souvent par « Sanger sequencing » (cf. introduction), pour être considéré comme valide, ce qui n'est pas le cas du test génétique que propose 23andMe.

A première vue, les raisons d'un cadre aussi strict, dans un pays comme la France, sur l'accès à l'information ou aux données génétiques pour un individu, semblent être fondées principalement sur les risques individuels possibles, et non les bénéfices, identifiés qui sont au moins, si on se réfère aux thèmes récurrents publiés dans la littérature scientifique : la protection de la vie privée, le déséquilibre des familles, la chirurgie prophylactique, ou les discriminations par les compagnies privées d'assurance (153).

En effet, d'une part, différents incidents furent signalés dans la presse en rapport avec l'utilisation du test de 23andMe, comme ceux de familles qui, à partir des résultats obtenus, apprenaient que le père présumé n'était pas le vrai père biologique, ou alors, que le père biologique avait des enfants dont il ne soupçonnait pas l'existence (154, 155). D'autre part, des cas de chirurgie préventive ou prophylactique ont été observés, avec celui d'une célèbre actrice américaine qui a subi une double mastectomie prophylactique, après les résultats positifs d'un test génétique de la biotech Myriad Genetics (donc avec prescription médicale dans ce cas) pour la mutation du cancer du sein 1 (BRCA1) (156). Suite à sa décision, une augmentation du nombre de tests BRCA1 et 2 et de double mastectomies prophylactiques fut observée et publiée dans une étude (157). Alors l'un des risques possibles identifiés était que si de telles pratiques devenaient systématiques, les assureurs seraient bientôt en mesure d'obliger leurs clients ayant des antécédents familiaux de maladie, en particulier des prédispositions génétiques à certains cancers, à faire ce test, en raison du prix des traitements pouvant faire suite à un diagnostic tardif de la maladie.

Pourtant, ces risques possibles identifiés n'ont pas empêché de donner le droit à l'individu d'accéder à sa propre information génétique, à son propre ADN, dans de nombreux pays autres que la France (158, 159). Comme nous l'avons vu précédemment, au Royaume-Uni et aux États-Unis, toute personne souhaitant avoir accès à ses propres informations ou données génétiques et médicales est libre de le faire, à condition qu'un accord ait été conclu avec la famille en cas d'analyse clinique, indépendamment de leur niveau de connaissances génétiques et des conditions du service offert

(160, 161). Car en réalité, deux définitions de l'autonomie s'affrontent ici même, rejoignant certaines idées posées dans la deuxième partie de l'introduction.

Les pays anglo-saxons et les États-Unis, de culture plus « utilitariste » et « libérale » (cf. Introduction), donc reposant sur la propriété privée, le bénéfice collectif indirect et le bénéfice individuel direct, mais en conséquence, un risque individuel direct aussi, maximisent l'autonomie en la considérant comme un choix individuel entièrement libre, qu'elle qu'en soit les conséquences pour l'individu. Un pays comme la France, de culture plus « sociale » (cf. Introduction), reposant sur la propriété collective, le bénéfice collectif direct et le bénéfice individuel indirect, n'est pas contre l'idée de conférer une autonomie aux individus, du moment qu'elle reste relative à des mesures collectives de protections individuelles claires et strictes (162, 163). D'ailleurs, en France, l'autonomie du patient est imposée par la loi du 4 mars 2002, dont l'esprit est d'aider à la compréhension au choix de différents actes cliniques, paracliniques et même préventifs, concernant le patient, et plus généralement la personne humaine. Cette dernière définition de l'autonomie, moins répandue dans la littérature scientifique, est malgré tout soutenue par différents auteurs, lesquels suggèrent que l'une des conditions préalables au choix autonome est que la personne soit capable de comprendre l'information fournie et de fournir un argument « rationnel » pour son choix (164-166).

Si nous suivons cette idée, c'est-à-dire en interprétant les choses à travers le « filtre français », nous pourrions nous risquer à déduire l'hypothèse que le degré d'autonomie des clients des entreprises, telles que 23andMe, est en conséquence nécessairement très variable. Ils devraient être loin de posséder tous des compétences en génétique suffisantes pour bien cerner les bénéfices et les risques (individuels ou collectifs) de ce genre de test à eux seuls (160). Ceux possédant, ou ayant accès par un membre proche de leur famille, à une connaissance en génétique, ou au moins en médecine, devraient être en mesure d'évaluer plus facilement les bénéfices et les risques possibles du test que ceux ne disposant pas ou n'ayant pas acquis ces connaissances.

Plusieurs arguments, présents dans la littérature scientifique, pourraient soutenir cette hypothèse, comme la question de la « littératie » scientifique (167), mais aussi le manque de formation des médecins en génétique (168, 169). En effet, une étude aurait montré que plus de la moitié des individus achetant des tests génétiques en ligne, par la suite, consultaient systématiquement un médecin pour discuter du résultat (170) ; mais aussi des médecins n'étant pas toujours en capacité réelle de le faire, par manque de compétences, eux aussi, en génétique.

En effet, car il faut être en capacité de bien comprendre que, malgré la grande quantité d'informations claires et illustrées sur les phénotypes et/ou les maladies révélées par leurs analyses sur leur site, le test de 23andMe, qui est du « Genome Wide Association » (GWA) n'est pas adapté, à la différence peut-être de Myriad Genetics, à l'échelle d'un individu mais à celle du groupe d'individus. Un client peut, sans le savoir, porter une mutation délétère, ou à l'inverse, se voir attribuer une mutation qui n'existe pas. Dans une étude faite de plusieurs milliers d'individus, réalisée par GWA, le fait de manquer un seul SNP chez un individu n'est pas un problème en soi parce qu'il en y a des milliers d'autres. Au niveau individuel, manquer un SNP peut avoir des conséquences beaucoup plus grandes. De plus, toutes les mutations détectées n'ont pas été systématiquement validées par Sanger Séquençage, ce qui peut, potentiellement, mélanger faux et vrais positifs et négatifs. Le risque de résultats faussement positifs ou faux négatifs pour ces tests est la principale préoccupation de la FDA et de son processus d'approbation (171).

A ces points critiques, d'autres s'ajoutent concernant l'anonymisation des données génétiques et la confidentialité des informations auto-déclarées, mais plus généralement sur l'accès, le stockage et l'utilisation des échantillons biologiques et des données (19, 172).

En effet, comme nous l'avons dit dans la partie précédente, le consentement éclairé, ainsi que le contrat commercial, sont dématérialisés, donc signés en ligne. Les « consommateurs » fournissent à la biotech leurs noms, ainsi qu'un ensemble d'informations personnelles sur eux-mêmes et leurs familles, relatives à la santé et à l'appartenance ethnique. 23andMe précise alors dans le contrat que les noms, adresses, adresses e-mail et données bancaires ne seront pas divulgués ou utilisés. Mais ce sont les informations personnelles qui augmentent significativement, par la suite, la valeur scientifique et économique des données génétiques.

En multipliant cette transaction par plus d'un million d'individus, les consommateurs ont non seulement payé quelques centaines de dollars chacun en moyenne pour l'achat du test génétique, mais ils ont surtout contribué financièrement à ce que leurs échantillons et leurs données soient inclus dans une biobanque et une base de données majeure destinée, au final, à triple usage clinique, scientifique et économique ou commercial. En effet, comme dit précédemment, Genentech a versé 60 millions de dollars (au total) en 2015 pour les données génétiques (WGS et non GWA) de 3 000 consommateurs de 23andMe atteints de la maladie de Parkinson, dans le but de générer de nouvelles pistes thérapeutiques (151).

Mais comme nous l'avons dit, une telle déclinaison du phénomène du MD est, du moins pour l'instant, impossible en France. La loi fait qu'au final, les tests génétiques ne sont accessibles que par le biais de centres de soin et de recherche académiques. C'est probablement pour cette raison que dans le champ du cancer, des RCPM ont été développées pour permettre un meilleur accès à ces tests, mais également pour coordonner les flux d'échantillons biologiques, de données génétiques et d'informations correspondant, entre patients et cliniciens, mais aussi avec les chercheurs et les industriels à travers le développement d'essais cliniques et d'études rétrospectives dans le champ du cancer. Et dans l'hypothèse, très probable que l'intensité de ces flux continuerait à augmenter dans le temps mais aussi dans l'espace, on peut se demander si les RCPM, ou des structures similaires, pourraient jouer un rôle beaucoup plus important sur l'accès, l'usage et le contrôle de ces échantillons et données (scénario 2) (Figure 15).

A ce moment-là, un point est alors obligé de retenir toute notre attention : outre la question importante de la présence ou de l'absence de clinicien, le consentement éclairé est à chaque fois maintenu et exprès, mais dans l'un, 23andMe, le consentement y été dématérialisé et son contenu dynamisé (Figure 14), et dans l'autre, les RCPM, au moins en France, non (Figure 15). Cette différence notable doit nécessairement retenir toute notre attention, car par définition, le consentement constitue l'un de ces moyens essentiels, à la fois en termes d'accès, d'utilisation et de contrôle, que ce soit d'échantillons biologiques et/ou de données biologiques. Étant donné la complexité du phénomène étudié et sa « volonté » d'une circulation quasi instantanée des informations ainsi que d'autres éléments, nous aurions pu nous attendre à ce que le consentement devienne peu à peu présumé pour éviter les blocages.

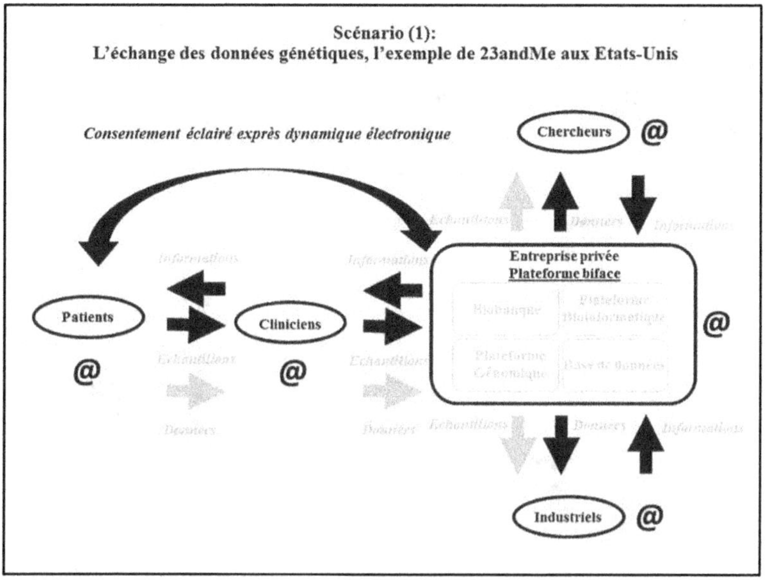

Figure 14. Modélisation (à partir du modèle initial) des moyens et des modalités d'échange des données génétiques entre patients, cliniciens, chercheurs et industriels à travers une plateforme biface aux États-Unis. Le fonctionnement repose sur la volonté d'un accès payant mais libre (malade ou non) aux données génétiques, via une libéralisation de plateformes techniques et de stocks d'échantillons biologiques au niveau d'entreprises privées ; soit un fonctionnement fondé davantage sur l'idée d'échange que de partage de données génétiques. Le consentement est exprès, dynamique et électronique (@). Adapté à partir de Stoeklé et al, Science and Engineering Ethics 2017.

Il est alors important de rappeler qu'en France, la collecte des échantillons biologiques ou des données relatives aux échantillons et au patient fonctionne majoritairement à partir de deux modèles de consentement : le consentement exprès (*opt in*) qui nécessite que la personne soit toujours mise en situation de consentir explicitement (par écrit) après avoir été informée de la finalité de la recherche envisagée ; et le consentement présumé (*opt out*) qui permet que les informations obtenues soient incluses dans la base de données (par défaut) sauf si la personne s'y est opposée après avoir été informée et mise en capacité de le faire (173). Dans le contexte réglementaire actuel, ce dernier modèle de consentement n'est pas envisageable dans le cas de données provenant de tests génétiques (174).

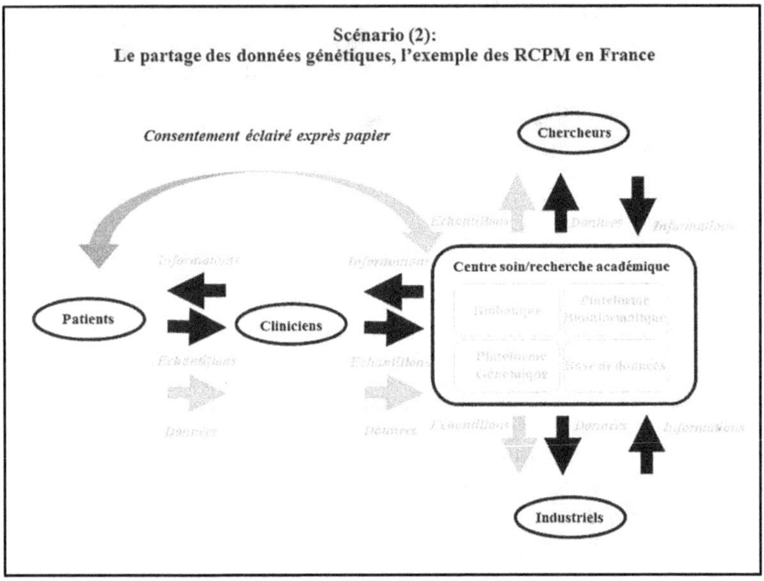

Figure 15. Modélisation (à partir du modèle initial) des moyens et des modalités de partage des données génétiques entre patients, cliniciens, chercheurs et industriels à travers un centre de soin et de recherche académique en France. Le fonctionnement repose sur la volonté d'un accès gratuit mais conditionnel (soin ou recherche) aux données génétiques via une mutualisation publique de plateformes techniques et de stocks d'échantillons biologiques et des données, au niveau de centres de soin et de recherche académiques publiques (ex : HEGP, Tenon), ou privés mais reconnus d'utilité publique (ex : Institut Curie) ; soit un fonctionnement fondé davantage sur l'idée de partage que d'échange des données génétiques. Le consentement est exprès et papier. Adapté à partir de Stoeklé et al, Science and Engineering Ethics 2017.

En effet, ces points importants, principalement d'ordre juridique, sont opportunément cités dans un article paru dans la revue *Thérapie* en 2009 (174) et qui souligne certaines inadéquations du consentement présumé, dans le cas des tests génétiques, du moins en France. En effet, comme le disaient très bien les auteurs de cet article, « le problème posé actuellement concerne la traçabilité de cette information et celle de la non-opposition », en particulier, lors de la requalification d'échantillons biologiques et de données obtenues sans garantie d'information et/ou de consentement. Or, malgré un caractère scientifique parfois inestimable, l'absence d'information et/ou de consentement (plus particulièrement dans le cadre de tests génétiques) rend ces collections inutilisables, comme le précise l'article L.1211-2, « le prélèvement d'éléments du corps humain et la collecte de ses produits ne peuvent être pratiqués sans le consentement préalable du donneur. Ce consentement est révocable à tout moment ».

Donc, dans le cas des RCPM en France, le maintien du consentement exprès semble correspondre à un moyen d'acter une relation solidaire entre deux personnes, où l'intérêt collectif direct est recherché, au moins dans le cadre de la recherche, sans pour autant ignorer les intérêts individuels par la suite, à travers le partage de données génétiques. En revanche, dans le cas de 23andMe, le maintien du consentement exprès semble correspondre à un moyen pour acter une relation commerciale (il est d'ailleurs couplé à un contrat commercial) entre deux personnes (physique et/ou morale) ou ce n'est pas l'intérêt collectif direct qui est recherché, mais les intérêts individuels directs respectifs, à travers l'échange de données génétiques et d'échantillons biologiques contre de l'information ou de l'argent. Dans les deux cas, nous percevons ici les limites du consentement présumé, mais aussi, celle du consentement exprès « papier », de révocabilité, de traçabilité, mais aussi et surtout, de communication interactive.

Le point de communication interactive est important. Dans le cas de 23andMe, et plus généralement des plateformes bifaces du même type, l'un veut des informations relatives à sa santé, ou plus encore grâce à la recherche, l'autre des échantillons biologiques et des données génétiques. On peut supposer que le consentement soit resté exprès et que le contenu ait donc été dynamisé, et sa forme numérisée, pour maximiser les intérêts de chacun : plus d'informations pour l'un, plus d'échantillons et de données pour l'autre. Et on peut supposer qu'il continuera à l'être, et bien davantage encore dans le futur. Car entretenir une communication dans le temps et l'espace, par le biais d'un consentement électronique, est un moyen pour obtenir encore plus d'informations et de données ; et dynamique, afin d'entretenir la confiance pour la plateforme biface : aucune nouvelle recherche ne se fait sans l'aval du consommateur, mais cela permet derrière la plateforme, d'obtenir des données supplémentaires. Nous sommes sur une approche très marchande de la santé. Elle s'inscrit dans une culture bien précise (nord-américaine) mais relativement assumée.

En effet, comme le propose l'économiste français, Jean Tirole dans son ouvrage *Economie du bien commun* « l'acceptabilité sociale du numérique repose sur l'assurance qu'auront ses utilisateurs que les données que nous fournissons ne se retourneront pas contre nous, que les plateformes du web auxquelles nous nous connectons, respecteront les termes du contrat qui nous lie à elles et que leurs recommandations seront fiables. Bref, elle repose sur la confiance. » (175).

Les RCPM en France n'échappent pas à la règle. Mais si elles deviennent un moyen de réorganisation de l'oncologie autour de l'accès aux données génétiques entre patients, cliniciens, chercheurs et industriels, elles devraient, dès lors, nécessiter des moyens de communication interactive, elles aussi. Or, ce n'est pas (encore) le cas, pourtant les arguments ne manquent pas.

Tout d'abord, sur la question des essais cliniques que les RCPM proposent, selon les résultats du test génétique effectué. Nous voyons bien que les essais cliniques et les RCPM sont situés à l'interface entre différents acteurs du soin et de la recherche, ceci est dû à l'émergence d'un nouveau paradigme scientifique et médical (la MD) en termes de connaissances et de pratiques (12) ainsi qu'une superposition des systèmes de financement du soin et de la recherche probablement antérieure au dit nouveau paradigme (176). Le résultat reste une somme d'objectifs épistémologiquement opposés.

En effet, la recherche diffère du soin sur le principe de privilégier l'intérêt (ou le bénéfice) commun à l'intérêt individuel (13). Mais, comme nous l'avons déjà mentionné dans l'introduction, la loi n'est pas toujours aussi claire, car si l'une des conditions à la recherche biomédicale est « d'étendre la connaissance scientifique et les moyens susceptibles d'améliorer sa condition », deux autres sont « le risque prévisible encouru par les personnes qui se prêtent à la recherche ne doit pas être hors de proportion avec le bénéfice escompté pour ces personnes ou l'intérêt de cette recherche » et surtout « l'intérêt des personnes qui se prêtent à une recherche biomédicale prime toujours sur les seuls intérêts de la science et de la société » (Article L1121-2, code de la santé publique), donc l'importance d'un rapport bénéfice/risque favorable au patient.

Mais quel pourrait être le risque majeur encouru par un patient atteint d'un cancer métastatique et/ou en échec thérapeutique en entrant dans un essai ? Nous distinguons alors encore une autre raison possible d'un mélange de soin et de recherche, au moins en oncologie : tout d'abord, ces thérapies moléculaires ciblées sont actuellement majoritairement au stade de recherche, puis destinées à des patients bien souvent en échec thérapeutique, inopérables ou diagnostiqués métastatiques dès le départ, donc souvent sans aucune autre alternative de soin possible aujourd'hui.

Au final, peut-être qu'une nouvelle forme hybride du soin et de la recherche est en train de voir le jour, en raison de la nature propre de cette MD. En effet, cette médecine semble vouloir être dynamique, en perpétuelle mutation, afin de s'adapter à chacun et être adaptable dans le temps ; la recherche devient une nouvelle variable dans l'équation du soin : « soigner » se conjugue désormais au temps du conditionnel, et non de l'indicatif. Alors peut-être que dans un monde où les normes et les valeurs semblent avoir varié inlassablement dans le temps et l'espace, quoi qu'en disent ou qu'en pensent certains, ce n'est peut-être plus la volonté de changement des uns qui devrait être systématiquement remise en cause, mais plutôt le conservatisme des autres ?

En effet, les maladies génétiques rares ont apporté l'idée que le soin et la recherche ne devaient pas toujours être opposés, pour la simple raison que certains juristes, philosophes ou théologiens l'avaient un jour décidé et gravé dans le marbre. Non, et de plus, sur le terrain, de nombreux patients tirent aussi un bénéfice direct en termes de survie, et parfois en qualité de vie, lors de l'inclusion à un essai clinique, soit dans une quête d'un bénéfice collectif, en principe direct. Au final, la MD n'est qu'une extrapolation au cancer de pratiques cliniques initialement utilisées dans le cas des maladies génétiques rares. Par ailleurs, l'objectif est désormais de pouvoir utiliser les nouvelles thérapies ciblées plus précocement, sans passer par les phases III d'un essai, grâce aux autorisations temporaires d'utilisation (ATU), et de sortir du cadre de la recherche (site web Ligue contre le Cancer). Une volonté de montrer que le bénéfice individuel prime sur le bénéfice collectif direct (l'intérêt commun) ? La question reste ouverte. A noter une autre tendance qui est celle d'inclure des patients avec un mauvais pronostic dès la première ligne de traitement afin d'améliorer leur chance de survie (177).

Donc, le fait qu'une RCPM mette en avant le bénéfice individuel direct d'un essai clinique face à des patients sans aucune autre alternative de soin, n'a rien d'exceptionnel ou d'inattendu. Cela se pratique aussi, et depuis bien longtemps, dans la prise en charge des maladies génétiques dites rares (176). Un soin au conditionnel, qui est antérieur à la MD. Celui-ci est simplement extrapolé aux cancers de plus en plus stratifiés ou « rarifiés », en termes de diagnostic, pronostic et traitement grâce à l'essor de la génétique, et en particulier de la pharmacogénétique. Une extrapolation, source d'interrogations dont le choix final devrait peut-être revenir aux principaux intéressés : les patients ? La question complémentaire est : par quel moyen ? Ceci nous permet encore de revenir à la question du contenu et de la forme du consentement, dépassant peut-être la dimension marchande précédente.

Donc au-delà des questions épistémologiques entre soin et recherche, l'inclusion plus fréquente de patients atteints de cancer dans les essais cliniques pourrait nécessiter une nouvelle stratégie de communication entre les patients, les cliniciens, les chercheurs et l'industrie (178, 179), car derrière le développement de ces essais cliniques, il y a la création de biobanques et de bases de données de différentes valeurs d'usage et d'une grande valeur d'échange.

Les biobanques sont de plus en plus importantes pour la mise en place d'infrastructures de recherche (180) et la systématisation des essais cliniques et des études rétrospectives peuvent rendre ces dépôts encore plus importants, entretenant un phénomène cyclique : à mesure que de nouveaux essais cliniques seront mis en place et que, de plus en plus de patients auront leur ADN séquencé, il y aura plus d'échantillons biologiques, de données génétiques et d'informations cliniques stockés dans les biobanques, ce qui mènera à plus d'études rétrospectives et à l'élaboration d'essais cliniques.

Des études rétrospectives pourraient jouer un rôle clé dans l'achèvement de la boucle. Cependant, les chercheurs ne peuvent pas savoir à l'avance quels sujets ils aborderont. Il n'est donc pas possible de fournir aux patients une "information parfaite", c'est-à-dire une description de toutes les recherches possibles à l'avance, lorsqu'ils signent un formulaire de consentement éclairé. Les CPP exigent généralement du consentement de divulguer toutes les façons dont les échantillons et les données peuvent être utilisés et d'assurer un équilibre acceptable entre les risques et les bénéfices individuels directs (181, 182).

Donc, le nombre croissant d'essais cliniques et d'études rétrospectives, menés sur le cancer à l'aide de données recueillies dans le cadre d'études cliniques, requiert une nouvelle stratégie de communication entre les patients, les cliniciens, les chercheurs et l'industrie.

Dès lors, le consentement éclairé est bien plus qu'une simple forme de communication entre les patients, les cliniciens, les chercheurs et l'industrie (183). Avec le nombre croissant d'études rétrospectives basées sur des données d'essais cliniques dans le domaine du cancer, nous devrions considérer la forme du consentement éclairé donné, et pas seulement son contenu, dans tous les centres de soin et de recherche académiques, où il existe des liens étroits entre soin et recherche. C'est pour cette raison que les récentes innovations en matière de technologies de l'information et de la communication (TIC) pourraient entraîner des changements dans la stratégie concernant la communication entre les patients, les cliniciens, les chercheurs et l'industrie (184).

Comme nous l'avons vu, la confiance repose principalement sur la communication. Si les patients sentent qu'ils peuvent communiquer librement, partout, à tout moment et en toute sécurité, ils sont plus susceptibles de faire confiance au système et d'être prêts à partager leurs données et échantillons biologiques dans le cas des RCPM, ou les échanger dans le cas de 23andMe.

Le consentement électronique dynamique favorise cette idée (184-188) : 1) il permet aux patients de choisir s'ils doivent ou non donner leur consentement à un moment ou dans un lieu qui leur convient ; 2) s'assurer que les cliniciens vérifient en temps réel qu'une information particulière a été transmise à un patient donné et déterminer si le patient concerné a donné son consentement ; et 3) pour les chercheurs et l'industrie, faciliter l'utilisation, en temps réel, d'échantillons ou de données particulières (189).

La FDA (selon un document disponible sur le site web de la FDA (www.fda.gov) (190) a identifié l'informatique comme un moyen adapté pour améliorer la communication entre les patients et les cliniciens à travers de multiples supports : l'utilisation de systèmes et processus électroniques qui pourraient être sous forme de supports multiples : texte, graphique, audio, vidéo, podcasts et sites Internet interactifs, dispositifs de reconnaissance biologique et lecteurs de cartes afin de transmettre l'information concernant l'étude et d'obtenir le consentement éclairé. On parlera d'e-CE. C'est un consentement considérablement enrichi en informations. Néanmoins, le document souligne que les exigences de contenu pour l'e-CE devraient être identiques à celles du consentement éclairé : l'information doit expliquer clairement le but de la recherche ou de l'analyse médicale.

En général, l'e-CE facilite l'échange ou le partage d'informations de façon plus interactive et dynamique et améliore ainsi la traçabilité des échantillons biologiques, des données génétiques et de l'information (184). Ce processus a déjà été bien compris par un certain nombre d'entreprises privées aux États-Unis, par 23andMe et d'autres plateformes bifaces comme Helix.

Comme 23andMe, Helix souhaite recueillir des échantillons de salive de consommateurs (malades ou non) pour leur vendre des informations relatives à leur génétique, par l'intermédiaire d'un Smartphone. En effet, la société procéderait au séquençage des exomes de ses consommateurs, générant et stockant alors de grandes quantités d'informations et de données relatives à la génétique, qu'elle mettrait à disposition de ses consommateurs. Le prix d'achat pour le consommateur serait relativement faible, environ 100 dollars pour un exome. Cette société est également une plateforme biface.

C'est pour cette raison qu'une vision globale est nécessaire pour visualiser, entre bien d'autres choses, comment la forte et rapide baisse du coût du séquençage de l'ADN, mais aussi du *cloud computing*, ont initié un flux d'échantillons biologiques et de données génétiques directement entre les patients, les chercheurs et l'industrie, en excluant certains centres de soin et de recherche académiques, fondés sur l'échange des données génétiques et l'utilisation d'un consentement éclairé exprès dynamique et électronique (Figure 14).

Cela nous ramène à la question du contenu et de la forme du consentement éclairé, mais aussi sur les questions relatives à la propriété des échantillons biologiques et des données génétiques. Les données génétiques sont devenues un produit comme les autres, du moins en Amérique du Nord et dans certains pays européens comme le Royaume-Uni (151, 191).

Premièrement, d'un point de vue économique, pour certains, ces données devraient être considérées comme un « bien public » ou commun (192), c'est-à-dire des biens « non-rivaux » et « non-exclusifs » (193). Selon eux, ce sont des biens non-rivaux parce qu'ils ne sont pas épuisables : la consommation de biens publics par un individu n'empêche pas un autre individu d'utiliser ou de consommer les mêmes biens publics. Ils sont « non-exclusifs » parce qu'il est difficile d'empêcher un individu particulier de les utiliser. Une fois divulguées, les données génétiques peuvent circuler librement et, en l'absence de dispositions légales spécifiques, peuvent être utilisées par tous, même ceux qui ne participent pas au processus de séquençage ou d'analyse. En conséquence directe de ces caractéristiques, les données génétiques ne peuvent pas être considérées comme « rares » et leur propriété ne peut être justifiée sur une base économique, en particulier à un moment où le prix du séquençage diminue rapidement, et devrait probablement continuer à diminuer.

Pour d'autres, au contraire, il conviendrait d'assurer un libre accès à ces données, afin d'éviter que leur utilisation pour la recherche et les soins soit limitée à ceux qui les contrôlent. Même si ces données ne peuvent pas être appropriées en tant que telles, les acteurs économiques tentent de les protéger avec des dispositifs juridiques tels que les accords d'exclusivité, les accords de confidentialité ou les droits de propriété intellectuelle (194), comme ceux utilisés pour protéger les bases de données en Europe. De telles dispositions de protection donnent aux détenteurs des données le pouvoir de contrôler les marchés en aval dans les soins et la recherche (195) ; à noter également que le fait d'échanger, ou de partager, ses données génétiques avec un tiers entraînent aussi le fait de divulguer la moitié du génome de chacun de ses parents, et la moitié du génome de chacun de ses enfants.

Ce contrôle devient un enjeu éthique en France, s'il compromet l'accès aux soins à un coût raisonnable pour tous ou favorise un passage des systèmes d'assurance sociale fondés sur la solidarité (sécurité sociale) et le partage de biens et de services à des systèmes basés sur la capacité individuelle de payer (assurance privée), et l'échange de biens et de services, comme aux États-Unis ou en général, dans les pays qui fonctionnent au travers d'un système social et économique plus libéral que social (centralisation et planification économique) (ex : Allemagne, Pays-Bas).

Alors, d'autres questions se posent également en France sur les conséquences de l'augmentation du flux de données génétiques directement entre les patients et l'industrie à travers ces plateformes bifaces : l'industrie aura-t-elle toujours besoin de centres de soin et de recherche académiques pour le développement et l'expérimentation de nouveaux médicaments et outils ? Les patients auront-ils toujours besoin de centres de soin et de recherche académiques, voire de cliniciens, pour le diagnostic et le traitement ? Ces questions sont manifestement pertinentes pour le grand nombre d'individus qui ont souscrit à des offres de ce type (> 1 000 000 sur 10 ans seulement pour 23andMe (105)) et susceptibles de demander le nouveau test sanguin pour le cancer développé par Illumina. En effet, l'entreprise a récemment déclaré qu'elle formerait une nouvelle société (Grail) pour réaliser un test sanguin, coûtant 1 000 $ (ou moins), pour détecter les cancers avant l'apparition des symptômes. Illumina prédit que cette analyse sanguine arrivera sur le marché d'ici 2019 (196).

De plus, le *Pan Cancer Analysis of Whole Genome project* a démontré que l'utilisation du cloud computing est beaucoup plus rapide et moins coûteuse que l'utilisation de centres de données universitaires conventionnelles pour l'analyse de grandes quantités de données. Dans ce contexte, une autre approche visant à assurer le libre accès pourrait être de faire en sorte que toutes les données génétiques majeures soient téléchargées sur des *cloud* académiques et commerciaux afin d'empêcher les entreprises privées, telles que les GAFA, d'obtenir un contrôle total sur ces données (197).

Dès lors, on peut imaginer que ce processus pourrait être géré par les RCPM par l'intermédiaire et e-CE dynamique, permettant de réduire les coûts en gardant les patients hors de l'hôpital, tout en restant en communication en temps réel avec eux. Il pourrait être utilisé pour gérer tous les moyens de communication pour le développement de la recherche sur le cancer, bien qu'une question se pose sur leur compétence à gérer l'ensemble des messages. Toutefois, la décision finale et ses modalités d'utilisation dépendront probablement du fait de savoir si les sociétés choisiront d'organiser l'accès à certains biens et services (soin, recherche) sur la base de la solidarité, comme en France, ou en fonction de la capacité individuelle de payer, comme aux États-Unis ; c'est-à-dire de poursuivre sur une organisation et un fonctionnement de la société autour du partage de certains biens et/ou de services relatifs au soin, ou à la recherche, (mutualisation publique ; centralisation et planification économique) ou de basculer vers l'échange (libéralisation). On comprend alors qu'il s'agit d'un choix politique et idéologique plus profond, et non simplement moral et juridique, qui se trouve derrière l'enjeu du consentement.

L'e-CE dynamique semble alors être beaucoup plus qu'un simple moyen de communication. Grâce à l'enrichissement global considérable en information possible du système, ce serait à la fois : un nouveau moyen de communication optimisé entre celui qui consulte à un moment donné qui peut être – voire doit être – informé de nouvelles informations, scientifiques ou non, qui le concerneraient réellement, ou potentiellement ; et un nouveau moyen d'organisation potentielle pour les centres de soin et de recherche, face au phénomène social et complexe de MD. Ainsi il permettrait de renforcer les liens entre patients, cliniciens, chercheurs et industriels, et dès lors pourrait « empêcher » les plateformes bifaces d'établir un monopole sur le stockage et l'analyse des échantillons biologiques et des données génétiques.

Hypothèse (*Conclusion*) : le consentement éclairé exprès dynamique électronique

Rappel : pour différentes raisons argumentées dans la deuxième section de la partie « Introduction » puis dans toute la partie « Méthode », la partie « Conclusion » a été remplacée par une partie « Hypothèse » pour ce travail.

Pour permettre un développement durable dans le temps de la MD en France, il est tout d'abord indispensable que ses acteurs comprennent l'importance de définir la nature des informations échangées ou partagées et les moyens de communication relative à mettre en place entre eux. En effet, comme Norbert Wiener écrivit dans son ouvrage *Cybernétique et société* : « la société ne peut être comprise que par une étude des messages et des dispositifs de communication qu'elle contient » (98).

Deux conceptions opposées de l'information semblent s'affronter selon nous dans le cas de la MD. Première, libertaire, prônerait un usage libre et total des tests génétiques, quels que soient les moyens de communication, le statut de la personne émettrice ou réceptrice des informations ou des données et de la nature des informations et des données échangées (tendance *opt out*). La deuxième, sécuritaire, prônerait un usage limité, voire interdit, conditionnel des moyens de communication, du statut de la personne émettrice ou réceptrice des informations ou des données et de la nature des informations ou des données échangées (tendance *opt in*). Un choix binaire et extrême, en somme, qui pourrait se résumer caricaturalement à opposer l'individu à la société ou la société à l'individu, mais, nous semble-t-il, pas de la meilleure des façons.

Ce dilemme se pose en France puisque d'une part, il est essentiel de définir une finalité à une recherche biomédicale, mais d'autre part, il n'existe pas de consentement dématérialisé évolutif qui accentuerait le caractère individuel par la participation dynamique du patient à chaque nouvelle cohorte constituée. Un modèle de consentement dématérialisé, plus ou moins évolutif, utilisé par des compagnies américaines telles que 23andMe leur permettant directement de revenir au participant, sans refaire une nouvelle demande de cohorte à chaque nouvelle recherche. Mais il faut, en plus, faire remarquer l'autorisation aux États-Unis, et non en France, de commercialiser certains tests génétiques via Internet, directement aux personnes sans l'intermédiaire d'un médecin (105) ; donc un autre regard sur la place du médecin, du consentement, de l'information et du suivi de l'information, même dans le cadre spécifique des tests génétiques.

Nous pensons que ce sont deux approches insatisfaisantes du problème, car la bonne approche devrait au contraire construire le lien de confiance essentiel entre l'individu et la société et en particulier, le lien de confiance entre patients, cliniciens, chercheurs et industriels.

Nous pensons que le renforcement de ce lien de confiance est possible à travers le choix consensuel et réaliste d'un consentement éclairé exprès conciliant les intérêts individuels et communs des parties sur la forme et le fond du consentement. Un choix consensuel, puisque dans l'esprit nouveau de démocratie sanitaire, la voix du patient compte autant que celle du clinicien (par exemple). Un choix réaliste, puisque dans le prolongement de l'idée de Weiner, la société ne peut plus ignorer cette tendance qu'ont les individus aujourd'hui à échanger (ou à vendre) de plus en plus d'informations relatives à leur santé via Internet, par des dispositifs informatiques de communication. Cette tendance se complète par un besoin de compréhension lié à une autonomie de plus en plus revendiquée.

En conséquence, ce sont la forme et le fond du consentement libre et éclairé qui nécessitent d'être repensés, afin que celui-ci soit en adéquation avec son époque et les attentes individuelles et communes des patients, des cliniciens, des chercheurs et des industriels ; pour donner un sens à ce besoin croissant d'autonomie et de compréhension.

La bioéthique et l'éthique médicale appellent à des médiations, lesquelles sont de l'ordre de la responsabilité : d'une règle qui concerne les valeurs inscrites dans les comportements, les décisions sont médiées par les circonstances, la singularité du malade et de l'environnement. A cela, nous ajoutons les progrès de la génétique et de l'informatique en ce qui concerne la MD, de telle sorte que tous les critères singuliers permettent des décisions particulières émises par la justesse de ces décisions, à chaque cas. Dans une perspective d'une MD systématisée sur l'ensemble du territoire national, un e-CE dynamique construit en respectant/soulignant les concepts essentiels à la compréhension des informations par les patients (littératie ou « litteracy » (167)) (198, 199). L'utilisation d'Internet et des nouvelles technologies ne requiert pas la mise à l'écart du médecin, au contraire, mais permet de l'accompagner dans un lien de confiance pérenne dépassant le cadre de la seule consultation, du soin ou de la recherche. L'utilisation de ces nouveaux modes de communication (déjà utilisés dans le monde nord-américain et anglo-saxon) pourrait être, selon nous, l'un de ces choix possibles à la fois consensuels et réalistes.

En France, le paradoxe est que la voie électronique et informatique est de plus en plus utilisée, que ce soit dans le soin ou dans la recherche d'une façon générale, à l'exception du consentement. Ceci rend difficile le retour au patient dans le temps. Pourtant, dans d'autres pays comme les États-Unis, l'e-CE est désormais possible, et la Food And Drug Administration a d'ailleurs publié récemment le brouillon (« draft ») de recommandations dans ce sens (site Internet de la FDA) (190). Comme présenté précédemment, la FDA entend par e-CE, sur la forme, « l'utilisation de systèmes et processus électroniques qui pourraient être sous forme de supports multiples : texte, graphique, audio, vidéo, podcasts et sites Internet interactifs, dispositifs de reconnaissance biologique et lecteurs de cartes, afin de transmettre l'information concernant l'étude et obtenir le consentement éclairé ».

Sur le fond, nous le répétons une nouvelle fois ici, les exigences restent les mêmes qu'avec un consentement écrit sur papier : l'information doit décrire et expliquer l'objet de l'étude ou de l'analyse et être facilement compréhensible par le patient. Il a même deux avantages : une information enrichie qui peut être donnée une première fois, par le médecin investigateur et une seconde fois, sur Internet par des vidéos, permettant au participant de réentendre, mieux comprendre, réfléchir et poser des questions plus tard (mécanisme difficile avec un consentement en papier). L'e-CE permet réellement d'aller vers un consentement plus dynamique et de nouvelles possibilités : la possibilité pour le patient de consentir ou non au moment et à l'endroit qui lui semblent les plus appropriés, ou se retirer ensuite ; la possibilité pour le clinicien de s'assurer en temps réel que telle ou telle information a bien été transmise à tel ou tel patient et lesquels ont consenti ou non ; la possibilité pour le chercheur et l'industriel de s'assurer en temps réel des conditions d'usage de tel ou tel échantillon ou donnée (189). Nous pouvons poser l'idée d'une autorité de surveillance ou d'un observatoire qui pourrait être composé de cliniciens et de chercheurs, mais également de patients et d'industriels pour veiller à la qualité, la transparence et le suivi de l'information ou une véritable « vigilance éthique systémique ».

D'une manière générale, l'e-CE permet des échanges ou des partages d'informations plus interactifs et dynamiques (187) et une meilleure traçabilité des échantillons biologiques et des données relatives entre patients, cliniciens, chercheurs et industriels (Figure 16). Il apparaît que les questions d'ordre réglementaire portant sur la révocabilité, la traçabilité et le suivi pourraient être résolues par le consentement dynamique (174, 200).

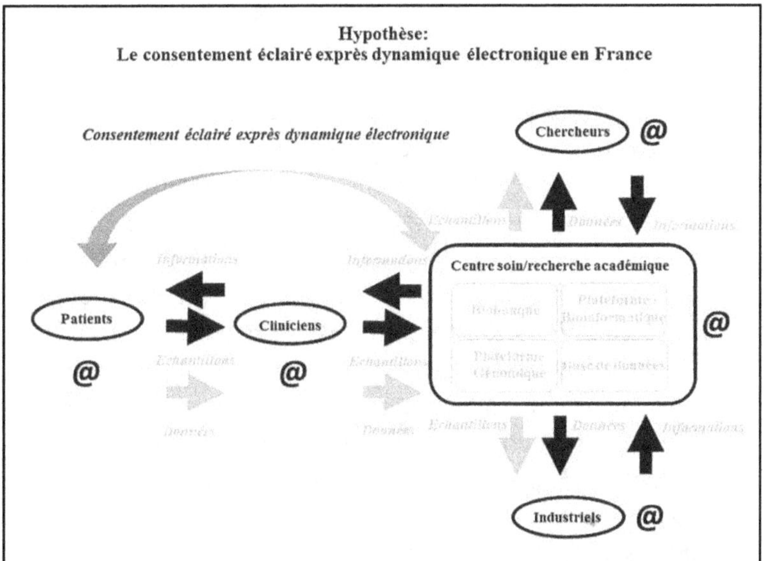

Figure 16. Modélisation (à partir du modèle initial et des scénarii) des moyens et des modalités de partage des données génétiques entre patients, cliniciens, chercheurs et industriels à travers un centre de soin et de recherche académique en France. Le consentement serait exprès, dynamique et électronique (@). Adapté à partir de Stoeklé et al, Science and Engineering Ethics 2017 et Stoeklé et al, Médecine / Sciences 2017.

Cependant, l'analyse de notre ADN renferme des informations essentielles à notre santé. Avec les NBIC (Nanotechnologie, Biotechnologie, Informatique, Cognitive), ces prédictions vont s'affiner et faire part totalement de notre vie. Ces informations ne sont et ne seront pas anodines, et même si nous prônons un libre accès à ces données, ces dernières devraient probablement rester « éclairées » et volontaires, que ce soit pour un bénéfice individuel ou un bénéfice collectif direct. C'est pour cela que la présence du médecin, et éventuellement d'une personne de confiance, est essentielle lors du « premier clic ». Par la suite, s'il n'y a pas de protocole « invasif », par exemple de biopsie liquide sanguine ou tumorale par exemple, il pourrait être facultatif (mais fortement conseillé) pour le patient, de revenir vers le médecin ou la personne de confiance.

Si le passage au numérique est désormais une nécessité pour améliorer la prise en charge des patients/ individus et le développement et la compétitivité de la recherche académique et industrielle en France, il ne faut pas pour autant négliger la qualité et la transparence de l'information à transmettre au patient au moment du consentement. Par exemple, une étude récente a montré que dans le cas d'un essai clinique pour le développement d'une nouvelle molécule anti-cancéreuse, 186 sur 207 participants (90 %) considéraient avoir bien été informés au moment du consentement. Cependant, plusieurs n'étaient pas sûrs d'avoir bien compris les objectifs de l'essai ni surtout le bénéfice qu'ils puissent (pourraient) en tirer (199).

Cet exemple, parmi d'autres (201, 202), montre deux choses importantes, selon nous, pour le développement de la MD et de la recherche associée. Tout d'abord, la nécessité d'améliorer la lisibilité et la transparence de l'information pour le patient, afin de s'assurer d'un choix autonome de sa part. Pour cela, il est important de connaître les compétences et niveaux de compréhension des individus, en particulier dans le cas de la MD, où le vocabulaire (littératie, langage) ou représentation (vidéo, dessin) associés, peuvent être difficiles à comprendre, même pour des professionnels de la santé ou de la recherche. Enfin, une requalification plus transparente des échantillons et des données lors d'un passage du soin à la recherche est fortement recommandable ; une requalification directe, c'est-à-dire par une consultation directe des patients grâce aux dispositifs de communication électroniques, sans nécessairement passer par un comité d'éthique (tiers), comme la loi de bioéthique de 2004, L.1211-2, le permet (203). Ainsi, l'e-CE permettrait à la fois de rendre sans fautes le résultat global de la recherche, et peut-être, même de rendre un résultat individuel, sous certaines conditions de demande des résultats.

Cependant, l'augmentation du nombre d'études rétrospectives rationnelles pose la question d'un consentement unique, c'est-à-dire à la fois pour le soin et pour chaque recherche. Rappelons alors que l'autre avantage de l'e-CE est la possibilité, pour les investigateurs et promoteurs d'un essai clinique, de revenir facilement et rapidement à chaque patient, et demander à nouveau leur consentement, pour une autre étude (à laquelle on ne pouvait pas penser avant ou pour laquelle la technologie n'était pas disponible) ou pour un nouvel examen clinique qui vient d'être créé (et ne pas faire perdre de temps au patient et équipes soignantes). A cela s'ajoute le fait que si l'étude rétrospective diffère beaucoup de celle pour laquelle le patient a été prélevé initialement, les données cliniques associées peuvent ne pas être suffisamment pertinentes et peut nécessiter d'en demander des complémentaires.

L'exemple de 23andMe révèle que les individus semblent désirer plus d'honnêteté et de transparence, mais aussi de modernité et d'interactivité en temps réel sur l'utilisation de leurs échantillons biologiques et données génétiques, pour continuer à s'orienter directement vers des centres de soin et de recherche académiques. Il semble nécessaire de fournir les outils de compréhension par une information pour les accompagner dans leur choix de fournir ou non directement ces échantillons et données à des entreprises privées de séquençage d'ADN.

En effet, plusieurs nouvelles entreprises privées américaines spécialisées dans la génomique ou l'informatique mettent en place des réseaux de communication solides, en temps réel et directement entre les patients et l'industrie pharmaceutique, grâce à des plateformes bifaces via Internet et le *cloud,* sans nécessairement l'intervention des centres de soin et de recherche académiques usuels (105). Ce qui pourrait signifier qu'une grande majorité d'individus, malades ou non, un jour, auront accès à leurs données génétiques et seront libres de les utiliser en recevant ou non de l'argent. Autant de nouvelles questions qui sont particulièrement importantes dans des pays comme la France, où l'organisation de la protection sociale est principalement basée sur la solidarité (sécurité sociale), plutôt que la capacité individuelle de payer.

Toutefois, ce moyen a été en premier développé et utilisé dans une société libérale, soit sous un angle d'échange de biens et de services relatifs à la génétique, pour un bénéfice individuel direct. Dès lors, on s'étonne (ou on ne s'étonne pas ou plus désormais), que dans une société comme la France, fondée sur le partage et le bénéfice collectif direct, un tel moyen permettant de rassembler encore plus les gens de l'espace, et bientôt le temps, ne fut développé avant. Le monde d'hier appartenait aux pays possédant les puits de pétrole et les raffineries. Le monde de demain appartiendra probablement à ceux possédant les biobanques, les bases de données, les algorithmes et l'intelligence artificielle. La société et ses individus doivent bien en avoir conscience, étant donné qu'ils seront tous potentiellement à la fois la source et les bénéficiaires.

Au final, notre approche de modélisation théorique, systémique inductive qualitative nous permet d'apporter un certain nombre d'arguments raisonnables en faveur d'un e-CE dynamique comme moyen permettant un développement de la MD plus optimal, à la fois vis-à-vis des patients, des cliniciens, des chercheurs et des industriels concernant l'accès, le stockage et l'usage des données génétiques. Reste maintenant à la société de choisir à quelle fin elle souhaiterait le mettre en place : pour le partage ou pour l'échange des données génétiques ?

Bibliographie

1. Durkheim E. Les règles de la méthode sociologique. Les classiques des sciences sociales ed1894.

2. Morin E. Introduction à la pensée complexe. Editions du Seuil (2005) ed1990.

3. Durkheim E. Les règles de la méthode sociologique (p22-23). Les classiques des sciences sociales ed1894.

4. Durkheim E. Les règles de la méthode sociologique (p20-21). Les classiques des sciences sociales ed1894.

5. Durkheim E. Les règles de la méthode sociologique (p62). Les classiques des sciences sociales ed1894.

6. Morin E. Introduction à la pensée complexe (p48). Editions du Seuil (2005) ed1990.

7. Morin E. Introduction à la pensée complexe (p48-49). Editions du Seuil (2005) ed1990.

8. Morin E. Introduction à la pensée complexe (p49). Editions du Seuil (2005) ed1990.

9. Hervé C, Stanton Jean M. Les systèmes informatisés complexes en santé; banque de données, télémédecine: normes et enjeux éthiques. Dalloz ed2013.

10. Hervé C, Jean MS. Les nouveaux paradigmes de la médecine personnalisée ou médecine de précision: enjeux juridiques, médicaux et éthiques. Dalloz ed2014.

11. Stoeklé HC, Vogt G, Mamzer MF, Hervé C. Libre disposition au public des tests génétiques et médecine personnalisée: éléments de discussion. Les nouveaux paradigmes de la médecine personnalisée ou médecine de précision: enjeux juridiques, médicaux et éthiques. Dalloz ed2014. p. 117-28.

12. Hervé C, Stanton Jean M, Mamzer MF, Ennuyer B. Les inégalités sociales et la santé: enjeux juridiques, médicaux et éthiques. Dalloz ed2015.

13. Stoeklé HC, Vogt G, Mamzer MF, Hervé C. L'accès aux nouvelles thérapies moléculaires ciblées: l'émergence d'une « précarité génétique »? Les inégalités sociales et la santé: enjeux juridiques, médicaux et éthiques. Dalloz ed2015.

14. Bouffard C, Lapointe G, Drouin R. Les modèles explicatifs de la maladie et les enjeux éthiques ethnomédicaux dans le sillage d'une médecine personnalisée en émergence. Les nouveaux paradigmes de la médecine personnalisée ou médecine de précision: enjeux juridiques, médicaux et éthiques. Dalloz ed2014.

15. Stanton Jean M. Introduction. Réconcilier la médecine personnalisée, la santé publique et le bien commun est-il possible? Les nouveaux paradigmes de la médecine personnalisée ou médecine de précision: enjeux juridiques, médicaux et éthiques. Dalloz ed2014.

16. Avery OT, Macleod CM, McCarty M. Studies on the Chemical Nature of the Substance Inducing Transformation of Pneumococcal Types : Induction of Transformation by a Desoxyribonucleic Acid Fraction Isolated from Pneumococcus Type Iii. J Exp Med. 1944;79(2):137-58.

17. Rotimi CN, Jorde LB. Ancestry and disease in the age of genomic medicine. N Engl J Med. 2010;363(16):1551-8.

18. Stratton MR, Campbell PJ, Futreal PA. The cancer genome. Nature. 2009;458(7239):719-24.

19. Thierry JP. Ethique biomédicale et normes juridiques. Les nouveaux paradigmes de la médecine personnalisée ou médecine de précision: enjeux juridiques, médicaux et éthiques. Dalloz ed2014.

20. Paci AB, B.; Haggiag Mazeau, D.; d'Ussel, A. Médecine personnalisée et cancer: organiser et financer l'accès à l'innovation. IGR Press ed2013.

21. Sawyers C. Targeted cancer therapy. Nature. 2004;432(7015):294-7.

22. Huang M, Shen A, Ding J, Geng M. Molecularly targeted cancer therapy: some lessons from the past decade. Trends Pharmacol Sci. 2014;35(1):41-50.

23. Hecketsweiler C. Les laboratoires accusés de gonfler les prix de leurs anticancéreux. Le Monde. 2015.

24. Ledford H. CRISPR, the disruptor. Nature. 2015;522(7554):20-4.

25. Regalado A. Money Behind First CRISPR Test? It's from Internet Billionaire Sean Parker. MIT Technology Review [Internet]. 2016.

26. Regalado A. Sean Parker's $250 Million Bet on Hacking the Immune System to Beat Cancer. MIT Technology Review [Internet]. 2016.

27. Reardon S. First CRISPR clinical trial gets green light from US panel. Nature. 2016.

28. Cyranoski D. Chinese scientists to pioneer first human CRISPR trial. Nature. 2016;535(7613):476-7.

29. Binder-Foucard FB, A.; Delafosse, P.; Remontet, L.; Woronoff, AS.; Bossard, N. Estimation nationale de l'incidence et de la mortalité par cancer en France entre 1980 et 2012: Étude à partir des registres des cancers du réseau Francim Partie 1 – Tumeurs solides. InVS, Inserm, INCa, FRANCIM, Hôpitaux de Lyon; 2013.

30. Paci AB, B.; Haggiag Mazeau, D.; d'Ussel, A. Médecine personnalisée et cancer: organiser et financer l'accès à l'innovation. IGR Press ed2013. 41-2 p.

31. Plan-cancer. Plan cancer 2014-2019. In: Recherche MdAsedlSMdlEsedl, editor. 2014-2019.

32. Debré PLG, JY. Séquencçage des génomes et médecine personnalisée: perspectives et limites. Académie nationale de médecine. 2015.

33. Meldrum C, Doyle MA, Tothill RW. Next-generation sequencing for cancer diagnostics: a practical perspective. Clin Biochem Rev. 2011;32(4):177-95.

34. Ilie ML, E.; Hofman, V.; Lespinet, V.; Bordone, O.; Washetine, K.; Gavric-Tanga, V.; Hofman, P. Les méthodes de séquençage de "nouvelle génération" (NGS)et le cancer broncho-pulmonaire: principales technologies, applications et limites actuelles en pathologie. Revue Francophone des Laboratoires. 2014;Janvier 2014 - N°458:51-8.

35. Shendure J, Ji H. Next-generation DNA sequencing. Nat Biotechnol. 2008;26(10):1135-45.

36. Hayden EC. Technology: The $1,000 genome. Nature. 2014;507(7492):294-5.

37. Li H. Minimap and miniasm: fast mapping and de novo assembly for noisy long sequences. Bioinformatics. 2016;32(14):2103-10.

38. Mardis ER. A decade's perspective on DNA sequencing technology. Nature. 2011;470(7333):198-203.

39. Meissner A, Gnirke A, Bell GW, Ramsahoye B, Lander ES, Jaenisch R. Reduced representation bisulfite sequencing for comparative high-resolution DNA methylation analysis. Nucleic Acids Res. 2005;33(18):5868-77.

40. Shrager J, Tenenbaum JM. Rapid learning for precision oncology. Nat Rev Clin Oncol. 2014;11(2):109-18.

41. Stoppa-Lyonnet D, Stern MH, Soufir N, Lenoir G. [Cancer genetic predisposition: current events and perspectives in 2010]. Pathol Biol (Paris). 2010;58(5):324-30.

42. Turnbull C, Hodgson S. Genetic predisposition to cancer. Clin Med. 2005;5(5):491-8.

43. Inserm. Tests génétiques: questions scientifiques, médicales et sociétales2008.

44. Tomasetti C, Li L, Vogelstein B. Stem cell divisions, somatic mutations, cancer etiology, and cancer prevention. Science. 2017;355(6331):1330-4.

45. Buzyn A. Le Plan cancer 2014-2019 : un plan de lutte contre les inégalités et les pertes de chance face à la maladie Les Tribunes de la santé 2014;2014/2 (n° 43):53-60.

46. Dares. Les expositions aux produites cancérogènes. Premières synthèses. 2005;28(1).

47. Menvielle GL, A.; Chastang, JF.; Luce, D. Inégalités sociales de mortalité par cancer en France: état des lieux et évolution temporelle. Bulletin épidémiologique hebdomadaire. 2008;33:289-92.

48. Sandret NG, N. Sumer 2003: les expositions aux produits cancérogènes, mutagènes et reprotoxiques Documents pour le médecin du travail. 2005;104.

49. Claeys AV, JS. Rapport au nom de l'Office Parlementaire d'Evaluation des Choix Scientifiques et Technologiques sur les progrès de la génétique: vers une médecine de précision? Les enjeux scientifiques, technologiques, sociaux et éthique de la médecine personnalisée. 2014;

50. Menvielle G. Facteurs environnementaux et inégalités sociales dans le domaine du cancer. Environ Risque Sante. 2014;13, n°4:343-6.

51. Inserm. Cancer, Approche méthodologique du lien avec l'environnement. Inserm (expertise collective). 2005.

52. Pornet C, Dejardin O, Morlais F, Bouvier V, Launoy G. Socioeconomic determinants for compliance to colorectal cancer screening. A multilevel analysis. J Epidemiol Community Health. 2010;64(4):318-24.

53. Pornet CD, O.; Morlais, F.; Bouvier, V.; Launoy, G. Socioeconomics and healthcare supply statistical determinants of compliance to mammography screening programs: a multilevel analysis in Calvados, France. J Epidemiol Community Health. 2010;64(4):318-24.

54. Dejardin OP, C.; Launoy, G. Inégalités géographiques de santé en canérologie: l'exemple des cancers digestifs. Médecine. 2011:286-90.

55. Maheswaran R, Pearson T, Jordan H, Black D. Socioeconomic deprivation, travel distance, location of service, and uptake of breast cancer screening in North Derbyshire, UK. J Epidemiol Community Health. 2006;60(3):208-12.

56. Huxley A. Le Meilleur des mondes. Plon ed1932.

57. Tirole J. Economie du bien commun (p541). Presses Universitaires de France (PUF) ed2016.

58. Scotté F, Leroy P, Mamzer MF, Hervé C. Parcours de soin du patient atteint de cancer: de l'ambulatoire à la médecine personnalisée. Les nouveaux paradigmes de la médecine personnalisée ou médecine de précision: enjeux juridiques, médicaux et éthiques. Dalloz ed2014.

59. Ferraud-Ciandet N. Ethique et droit de la télémédecine en Argentine. Les systèmes informatisés complexes en santé Banque de données, télémédecine: normes et enjeux éthiques. Dalloz ed2013.

60. Lucas J. Le partage des données personnelles de santé dans les usages du numérique en santé à l'épreuve du consentement exprès de la personnée. Les systèmes informatisés complexes en santé Banque de données, télémédecine: normes et enjeux éthiques. Dalloz ed2013.

61. Bossi J. Le développement de la e-santé: un cadre juridique confronté à l'exigence du partage Les sytèmes informatisés complexes en santé Banque de données, télémédecine: normes et enjeux éthiques. Dalloz ed2013.

62. Mamzer MF, Avillach P, Burgun A, Hervé C. Entrepôt de données comme plateformes de ressources de recherche. Quelle protection pour les personnes. Dalloz ed2013.

63. Foster Y. Watson d'IBM, le petit futé de l'informatique cognitive Gestion 2015;40(1):86-9.

64. IBM. http://www.ibm.com/watson

65. IBM. http://www.ibm.com/watson

66. Juhan V. Ce que Watson apporte au secteur de la santé. Journal du net [Internet]. 2012.

67. Broad-Institute. https://www.broadinstitute.org/news/ibm-watson-health-and-broad-institute-launch-major-research-initiative-study-why-cancers-become

68. Krol A, Guivarch Y, Laurent-Puig P. Le CARPEM (Cancer Research for Personnalized Medicine): un accélérateur de recherche translationnelle en cancérologie. Les inégalités sociales et la santé: enjeux juridiques, médicaux et éthiques. Dalloz ed2015.

69. Scotté F, Leroy P, Mamzer MF, Hervé C. Médecine personnalisée: un modèle de partage d'information pour un meilleur consentement. Les systèmes informatisés complexes en santé Banque de données, télémédecine: normes et enjeux éthiques. Dalloz ed2013.

70. Mamzer MF, Duchange N, Sylviane D, Marvanne P, Rambaud C, Marsico G, et al. Partnering with patients in translational oncology research: ethical approach. J Transl Med. 2017;15(1):74.

71. Marvanne P, Rambaud C, Vergely C. La médecine prédictive ou personnalisée: prévoir les conséquences médicales, sociales et sociétales. Les nouveaux paradigmes de la médecine personnalisée ou médecine de précision: enjeux juridiques, médicaux et éthiques. Dalloz ed204.

72. Massé R. Ethique et santé Publique: enjeux, valeurs et normativité. Les Presses de l'Université Laval ed2003.

73. Ricoeur P. La métaphore vive [the bright metaphor]. Le Seuil ed1975.

74. Portès L. L'éthique médicale [medical ethics]. Presses Universitaires de France (PUF) ed1954.

75. Bernard C. Introduction à l'étude de la médecine expérimentale [introduction to the study of experimental medicine]. Flammarion (2008) ed1865.

76. Durand G. De la déontologie médicale à la bioéthique [from medical deontology to bioethics]. Ruptures revue transdisciplinaire en santé. 1994;1(1):85-91.

77. Beecher HK. Ethics and clinical research. N Engl J Med. 1966;274(24):1354-60.

78. Potter V. Bioethics, the Science of Survival. Perpsectives in Biology and Medicine. 1970;14(1):127-53.

79. Potter V. Bioethics: Bridge to the Future. Prentice-Hall ed1971.

80. Sicard D. L'éthique médicale et la bioéthique [medical ethics and bioethics]. Presses Universitaires de France (PUF) ed2013.

81. Belmont Report: Ethical Principles and Guidelines for the Protection of Human Subjects of Research, Report of the National Commission for the Protection of Human Subjects of Biomedical and Behavioral Research.: National Commission for the Protection of Human Subjects of Biomedical and Behavioral Research; 1978.

82. Jonas H. The Imperative of Responsibility: In Search of an Ethics for the Technological Age. University of Chicago Press (first edition in 1979) ed 1984.

83. Beauchamp TL. Methods and principles in biomedical ethics. J Med Ethics. 2003;29(5):269-74.

84. Schuster SC. Next-generation sequencing transforms today's biology. Nat Methods. 2008;5(1):16-8.

85. Kuhn TS. The Structure of Scientific Revolution. University of Chicago Press ed1962.

86. Borry P, Schotsmans P, Dierickx K. The birth of the empirical turn in bioethics. Bioethics. 2005;19(1):49-71.

87. Massé R. La fléxibilité des critères dans la justification éthique des interventions: du principisme spécifié à un modèle centré sur les valeurs phares. Ethique médicale, bioéthique et normativités. Dalloz ed2003. p. 105-20.

88. Shaw D. Origins of the FIGO initiative to reduce the burden of unsafe abortion. Int J Gynaecol Obstet. 2014;126 Suppl 1:S3-6.

89. Le Coz P. La question des risques potentiels dans le champ des nouvelles voies de recherches biomédicales. Les Cahiers du Centre Georges Canguilhem. 2009;3:133-56.

90. Mill J. L'Utilitarisme Les classiques des sciences sociales (2008) ed1861.

91. Marx K, Engels F. Manifeste du parti communiste. Les classiques des sciences sociales ed1848.

92. Markie P. Rationalism vs. Empiricism. The Stanford Encyclopedia of Philosophy (Summer 2015 Edition). Edward N. Zalta (ed.) ed2013.

93. Macleod C. John Stuart Mill. The Stanford Encyclopedia of Philosophy (Winter 2016 Edition). Edward N. Zalta (ed.) ed2007.

94. Le Moigne J. La théorie du système général: théorie de la modélisation [the general system theory: theory of modeling]. Les Classiques du Réseau Intelligence de la Complexité ed1977.

95. Descartes R. Le discours de la méthode [the discourse of the method]. Flammarion (1992) ed1647.

96. De Rosnay J. Le macroscope: vers une vision globale [the macroscop: toward a global view]. Editions du Seuil ed1975.

97. Durand D. La systémique [the systemic]. Presses universitaires de France (PUF) ed1979.

98. Wiener N. Cybernétique et société: l'usage humain des êtres humains [the human use of human beings]. Editions du Seuil (2014) ed1950.

99. Atlan H. Du bruit comme principe d'auto-organisation [sound like self-organization principle]. Communications. 1972;18:21-36.

100. Ashby W. Principles of the self organizing system. Principles of self organization Eds H. Vong Foerster and G. N. Zopf, Pergamon ed1962. p. 255-78.

101. Ashby W. Requisite variety and its implications for the control of complex systems. Cybernetica. 1958;1(2):83-9.

102. Erdmann J. All aboard: Will molecular tumor boards help cancer patients? Nat Med. 2015;21(7):655-6.

103. Schwaederle M, Parker BA, Schwab RB, Fanta PT, Boles SG, Daniels GA, et al. Molecular tumor board: the University of California-San Diego Moores Cancer Center experience. Oncologist. 2014;19(6):631-6.

104. Rochet JC, Tirole J. Platform competition in two-sided markets. Journal of the European Economic Association. 2003:990-1029.

105. Stoekle HC, Mamzer-Bruneel MF, Vogt G, Herve C. 23andMe: a new two-sided data-banking market model. BMC Med Ethics. 2016;17:19.

106. Durkhein E. Les règles de la méthode sociologique [the rules of sociological method]. Alcan ed1894.

107. Borry P, Schotsmans P, Dierickx K. Empirical research in bioethical journals. A quantitative analysis. J Med Ethics. 2006;32(4):240-5.

108. Davies R, Ives J, Dunn M. A systematic review of empirical bioethics methodologies. BMC Med Ethics. 2015;16:15.

109. Simon H, Kaplan C. Foundations of cognitive science. MIT Press ed1989.

110. Von Bertalanffy L. General system theory1968.

111. Black M. Models and metaphors: Studies in language and philosophy. Ithaca: Cornell University Press ed1962.

112. De Rosnay J. Le macroscope: vers une vision globale (p100). Editions du Seuil (1975) ed1975.

113. Wiener N. La cybernétique : information et régulation dans le vivant et la machine. Editions du Seuil (2014) ed1948.

114. Wiener N. La cybernétique : information et régulation dans le vivant et la machine (p291-292). Editions du Seuil (2014) ed1948.

115. Wiener N. La cybernétique : information et régulation dans le vivant et la machine (p293). Editions du Seil (2014) ed1948.

116. Wiener N. Cybernétique et société: l'usage humain des êtres humains (p91-92). Editions du Seuil (2014) ed1950.

117. Wiener N. Cybernétique et société: l'usage humain des êtres humains (p48). Editions du Seuil (2014) ed1950.

118. Durkheim E. Les règles de la méthode sociologique (p61). Les classiques des sciences sociales ed1894.

119. Durkheim E. Les règles de la méthode sociologique (p21). Les classiques des sciences sociales ed1894.

120. Durkheim E. Les règles de la méthode sociologique (p29). Les classiques des sciences sociales ed1894.

121. Le Moigne J. La théorie du système général: théorie de la modélisation (p101). Les Classiques du Réseau Intelligence de la Complexité ed1977.

122. Spinoza B. Ethique. Flammarion (1965) ed1677.

123. Kant E. Critique de la raison pure. Presses Universitaires de France (PUF) ed1781.

124. Jonas H. Le principe responsabilité: une éthique pour la civilisation technologique. Cerf (1990) ed1979.

125. Haute-Autorité-de-Santé-(HAS). Réunion de concertation pluridisciplinaire (RCP). 2014.

126. Kuroki L, Stuckey A, Hirway P, Raker CA, Bandera CA, DiSilvestro PA, et al. Addressing clinical trials: can the multidisciplinary Tumor Board improve participation? A study from an academic women's cancer program. Gynecol Oncol. 2010;116(3):295-300.

127. Keating NL, Landrum MB, Lamont EB, Bozeman SR, Shulman LN, McNeil BJ. Tumor boards and the quality of cancer care. J Natl Cancer Inst. 2013;105(2):113-21.

128. Ruhstaller T, Roe H, Thurlimann B, Nicoll JJ. The multidisciplinary meeting: An indispensable aid to communication between different specialities. Eur J Cancer. 2006;42(15):2459-62.

129. Gross GE. The role of the tumor board in a community hospital. CA Cancer J Clin. 1987;37(2):88-92.

130. Wright FC, De Vito C, Langer B, Hunter A, Expert Panel on Multidisciplinary Cancer Conference S. Multidisciplinary cancer conferences: a systematic review and development of practice standards. Eur J Cancer. 2007;43(6):1002-10.

131. Coory M, Gkolia P, Yang IA, Bowman RV, Fong KM. Systematic review of multidisciplinary teams in the management of lung cancer. Lung Cancer. 2008;60(1):14-21.

132. Fleissig A, Jenkins V, Catt S, Fallowfield L. Multidisciplinary teams in cancer care: are they effective in the UK? Lancet Oncol. 2006;7(11):935-43.

133. Vanneman M, Dranoff G. Combining immunotherapy and targeted therapies in cancer treatment. Nat Rev Cancer. 2012;12(4):237-51.

134. Rouviere D, Bousquet E, Pons E, Milia JD, Guibert N, Mazieres J. [New targets and new drugs in thoracic oncology]. Rev Mal Respir. 2015;32(8):867-76.

135. Dausset J. Predictive medicine, to give life to years. In: L'Harmattan, editor. Foundation for managerial ethics reflection of health1996. p. 199-202.

136. Sohal DP, Rini BI, Khorana AA, Dreicer R, Abraham J, Procop GW, et al. Prospective Clinical Study of Precision Oncology in Solid Tumors. J Natl Cancer Inst. 2016;108(3).

137. Kamal M, Alt M, Pierron G, Callens C, Rouleau E, Melaabi S, et al. La réunion de concertation pluridisciplinaire moléculaire de l'Institut Curie. Innovations & Thérapeutiques en Oncologie. 2015;1:1-8.

138. Stoekle HC, Mamzer-Bruneel MF, Frouart CH, Le Tourneau C, Laurent-Puig P, Vogt G, et al. Molecular Tumor Boards: Ethical Issues in the New Era of Data Medicine. Sci Eng Ethics. 2017.

139. Kamal M, Alt M, Pierron G, Callens C, Rouleau E, Melaabi S, et al. La r√©union de concertation pluridisciplinaire mol√©culaire de l'Institut Curie. Innovations & Th√©rapeutiques en Oncologie 2015;1(2):1-8.

140. Gillet E. L'IGR lance sa première RCP moléculaire. Oncomagazine. 2010;4.

141. AVIESAN. Plan France Médecine Génomique 2025. 2016.

142. Génopole/Ernst&Young. Médecine personnalisée: panorama des initiatives publiques et privées en amérique du nrod et en europe2014.

143. Weyl EG. A price theory of multi-sided platforms. American Economic Review 2010:1642–72.

144. Armstrong M. Competition in two-sided markets. The RAND Journal of Economics. 2006;37(3):668–91.

145. Orsi F, Moatti J. D'un droit de propriété intellectuelle sur le vivant aux firmes de génomique : vers une marchandisation de la connaissance scientifique sur le génome humain. Economie & prévision. 2001;4(n° 150-151):123-38.

146. Hervé C, Stoekle HC, Vogt G. « Un marché aux données génétiques » qui interroge. Le Monde [Internet]. 2016.

147. Delort P. Le Big Data. Presses Universitaires de France (PUF) ed2015.

148. Wiener N. Cybernétique et société: l'usage humain des êtres humains (p141). Editions du Seuil (2014) ed1950.

149. Godart B. Genomics seen by researchers and leaders from different ethno- cultural communities : limits on scientific advances in science ? Human , humanity and scientific progress. Dalloz ed2009. p. 35-43.

150. Agence-de-Biomédecine. Encadrement juridique international dans les différents domaines de la bioéthique. 2016.

151. Mullard A. 23andMe sets sights on UK/Canada, signs up Genentech. Nat Biotechnol. 2015;33(2):119.

152. Gibbs S. DNA-screening test 23andMe launches in UK after US ban. The Guardian [Internet]. 2015.

153. Bauzon S. Good legal use of the genetic identity of the person Geneticization and responsibilities. Dalloz ed2008. p. 121-6.

154. Engber D. Who's your daddy? The perils of personal genomics. Slate [Internet]. 2013.

155. Whiting T. With genetic testing, I gave my parents the gift of divorce. Vox [Internet]. 2014.

156. Kroll D. Angelina Jolie's Round Two With Mutated BRCA1: Solid Science Sprinkled With Nonsense. Forbes [Internet].

157. Evans GRB, J.; Eccles, D. M.; Collins, A.; Izatt, L.; Jacobs, C.; Donaldson, A.; Brady, A. F.; Cuthbert, A.; Harrison, R.; Thomas, S.; Howell, A.; Miedzybrodzka, Z.; Murray, A. . The Angelina Jolie effect: how high celebrity profile can have a major impact on provision of cancer related services. Breast Cancer Research. 2014.

158. Moore AD. Owning genetic information and gene enhancement techniques: why privacy and property rights may undermine social control of the human genome. Bioethics. 2000;14(2):97-119.

159. Knoppers BM, Zawati MH, Senecal K. Return of genetic testing results in the era of whole-genome sequencing. Nat Rev Genet. 2015;16(9):553-9.

160. Corpas M. A family experience of personal genomics. J Genet Couns. 2012;21(3):386-91.

161. Prainsack B. DIY Genetics: The right to know your own genome. In: Chadwick R, Levitt, M., and Shickle, D., editor. The Right to Know and the Right Not to Know: Genetic Privacy and Responsibility. Cambridge University Press ed2014. p. 100-15.

162. Rendtorff JD. Basic ethical principles in European bioethics and biolaw: autonomy, dignity, integrity and vulnerability--towards a foundation of bioethics and biolaw. Med Health Care Philos. 2002;5(3):235-44.

163. Azetsop J, Rennie S. Principlism, medical individualism, and health promotion in resource-poor countries: can

autonomy-based bioethics promote social justice and population health? Philos Ethics Humanit Med. 2010;5:1.

164. Mass√© R. Ethique et sant√© Publique: enjeux, valeurs et normativit√©. Les Presses de l'Universit√© Laval ed2003.

165. Knoppers BM. Genetic information and the family: are we our brother's keeper? Trends Biotechnol. 2002;20(2):85-6.

166. Hallowell N, Foster C, Eeles R, Ardern-Jones A, Murday V, Watson M. Balancing autonomy and responsibility: the ethics of generating and disclosing genetic information. J Med Ethics. 2003;29(2):74-9; discussion 80-3.

167. OCDE. La littératie à l'ère de l'information: rapport final de l'enquête internationale sur la littératie des adultes. 2013.

168. Matloff E, Caplan A. Direct to confusion: lessons learned from marketing BRCA testing. Am J Bioeth. 2008;8(6):5-8.

169. Lombard Z, Baine F, Krause A, Lochan A, Macualay S, Spencer C, et al. Implications of direct-to-consumer whole-exome sequencing in South Africa. S Afr Med J. 2016;106(2):139-40.

170. Bloss CS, Wineinger NE, Darst BF, Schork NJ, Topol EJ. Impact of direct-to-consumer genomic testing at long term follow-up. J Med Genet. 2013;50(6):393-400.

171. Munro D. FDA Slaps Personal Genomics Startup 23andMe With Stiff Warning. Forbes [Internet]. 2013.

172. Mamzer MF, Hervé C. La requalification des données de soins en données de recherche: enjeux éthiques et blocages normatifs. Les nouveaux paradigmes de la médecine personnalisée ou médecine de précision: enjeux juridiques, médicaux et éthiques. Dalloz ed2014. p. 167-78.

173. Bellivier F, Noiville C. Chapitre I: Consentement (p59-72). Les biobanques Presses Universitaires de France (PUF) ed2009.

174. Deplanque D, Birraux G, Bertoye PH, Postaire E. [Collection of human biological samples for scientific purposes. Why do current regulations need to be clarified?]. Therapie. 2009;64(3):215-24.

175. Tirole J. Economie du bien commun (p529). Presses Universitaires de France (PUF) ed2016.

176. Stoeklé H, Le Tourneau C, Frouard C, Mamzer M, Vogt G, Hervé C. Réunion de concertation pluridisciplinaire moléculaire : soin et recherche ? [Molecular tumor board: care and research?]. Ethics, Medicine and Public Health. 2016.

177. ANSM-Agence-Nationale-de-Sécurité-du-Médicament-et-des-produits-de-santé. Conduite des essais cliniques de médicaments en onco/hématologie ciblés, guidés par la génomique. 2014.

178. Kelley RR, Wiemken TL, Chariker JH, Peyrani P, Guinn BE, Binford LE, et al. Real-Time Enrollment Dashboard For Multisite Clinical Trials. Contemp Clin Trials Commun. 2015;1:17-21.

179. Kao CY, Aranda S, Krishnasamy M, Hamilton B. Interventions to improve patient understanding of cancer clinical trial participation: a systematic review. Eur J Cancer Care (Engl). 2016.

180. Castillo-Pelayo T, Babinszky S, LeBlanc J, Watson PH. The importance of biobanking in cancer research. Biopreserv Biobank. 2015;13(3):172-7.

181. Godard B, Schmidtke J, Cassiman JJ, Ayme S. Data storage and DNA banking for biomedical research: informed consent, confidentiality, quality issues, ownership, return of benefits. A professional perspective. Eur J Hum Genet. 2003;11 Suppl 2:S88-122.

182. Rothstein MA. The role of IRBs in research involving commercial biobanks. J Law Med Ethics. 2002;30(1):105-8.

183. Annas GJ. Reforming informed consent to genetic research. JAMA. 2001;286(18):2326-8.

184. Kaye J, Whitley EA, Lund D, Morrison M, Teare H, Melham K. Dynamic consent: a patient interface for twenty-first century research networks. Eur J Hum Genet. 2015;23(2):141-6.

185. Steinsbekk KS, Kare Myskja B, Solberg B. Broad consent versus dynamic consent in biobank research: is passive participation an ethical problem? Eur J Hum Genet. 2013;21(9):897-902.

186. Dixon WG, Spencer K, Williams H, Sanders C, Lund D, Whitley EA, et al. A dynamic model of patient consent to sharing of medical record data. BMJ. 2014;348:g1294.

187. Williams H, Spencer K, Sanders C, Lund D, Whitley EA, Kaye J, et al. Dynamic consent: a possible solution to improve patient confidence and trust in how electronic patient records are used in medical research. JMIR Med Inform. 2015;3(1):e3.

188. Spencer K, Sanders C, Whitley EA, Lund D, Kaye J, Dixon WG. Patient Perspectives on Sharing Anonymized Personal Health Data Using a Digital System for Dynamic Consent and Research Feedback: A Qualitative Study. J Med Internet Res. 2016;18(4):e66.

189. Karlson EW, Boutin NT, Hoffnagle AG, Allen NL. Building the Partners HealthCare Biobank at Partners Personalized Medicine: Informed Consent, Return of Research Results, Recruitment Lessons and Operational Considerations. J Pers Med. 2016;6(1).

190. www.fda.gov. http://www.fda.gov/downloads/drugs/guidancecompliancer egulatoryinformation/guidances/ucm436811.pdf

191. Dorfman R. Falling prices and unfair competition in consumer genomics. Nat Biotechnol. 2013;31(9):785-6.

192. Stiglitz J. Knowledge as a Global Public Good. In: Kaul GaS, editor.1999. p. 308-25.

193. Levêque F, Ménière Y. Economics of Intellectual Property. La découverte ed2003.

194. Stiglitz J. Economic foundation of intellectual property rigths. Duke Law Journal. 2007-2008;1693.

195. Kitch E. The law and economics of rightsin valuable information. Journal of Legal Studies. 1980;9:683-723.

196. Regalado A. Illumina's Bid to Beat Cancer with DNA Tests. MIT Technology Review [Internet]. 2016.

197. Stein LD, Knoppers BM, Campbell P, Getz G, Korbel JO. Data analysis: Create a cloud commons. Nature. 2015;523(7559):149-51.

198. Paasche-Orlow MK, Taylor HA, Brancati FL. Readability standards for informed-consent forms as compared with actual readability. N Engl J Med. 2003;348(8):721-6.

199. Jefford M, Moore R. Improvement of informed consent and the quality of consent documents. Lancet Oncol. 2008;9(5):485-93.

200. Cambon-Thomsen A. The social and ethical issues of post-genomic human biobanks. Nat Rev Genet. 2004;5(11):866-73.

201. Kripalani S, Bengtzen R, Henderson LE, Jacobson TA. Clinical research in low-literacy populations: using teach-back to assess comprehension of informed consent and privacy information. IRB. 2008;30(2):13-9.

202. Tamariz L, Palacio A, Robert M, Marcus EN. Improving the informed consent process for research subjects with low literacy: a systematic review. J Gen Intern Med. 2013;28(1):121-6.

203. Article-L1211-2. https://www.legifrance.gouv.fr/affichCodeArticle.do?cidTexte=LEGITEXT000006072665&idArticle=LEGIARTI000006686057&dateTexte=&categorieLien=cid

Santé et Médecine

aux éditions L'Harmattan

Dernières parutions

CORPS TOUT-MONDE
Attely-Vol Marie-Willye - Préface d'Augustin Mutuale
Comment se construit une identité sociale singulière dans les dynamiques des convergences, des ruptures, des interrogations se structurant dans un discours de soi ? Le lecteur se laisse interroger par trois thématiques : le corps selon la profession, le corps perçu, le corps selon soi. Cette recherche menée avec des infirmières pourrait être étendue à d'autres corps : ceux du sans domicile, du prisonnier, de gens qui ne s'inscrivent pas dans des canaux sociaux valorisés institutionnellement. Voici des pistes pour mieux se connaître en tant que soignant et se reconnecter à ses ressources.
(Coll. L'écriture de la vie, 18.50 euros, 176 p.)
ISBN : 978-2-36085-082-2, ISBN EBOOK : 978-2-14-003547-0

CHIRURGIE ET SOCIÉTÉ
Retour sur 13 articles publiés dans la presse médicale généraliste (1976-2016)
De la Caffinière Jean-Yves
L'auteur de cet ouvrage a, durant quarante années, diffusé régulièrement son avis dans la presse médicale généraliste sur les questions touchant à l'organisation, l'apprentissage, les risques de ce métier, et l'idée qu'il se faisait de sa pratique. Plusieurs années après il éprouve le besoin d'actualiser, voire d'enrichir sa pensée. Cette analyse « auto-épistémologique », est susceptible d'alimenter les débats actuels sur la politique hospitalière et les effets de la « révolution » numérique sur la démarche médicale et, partant, l'avenir de la médecine.
(Coll. Éthique et pratique médicale, 19.00 euros, 178 p.)
ISBN : 978-2-343-11227-5, ISBN EBOOK : 978-2-14-003454-1

QUELLE ASSURANCE MALADIE VOULEZ-VOUS ?
Essai
Huguier Michel
Déserts médicaux, tiers payant, petit risque et assurance maladie universelle : pour la première fois une campagne présidentielle donne une place importante aux questions de santé. Avec un système d'assurance maladie très confortable et très peu contraignant, chaque Français estime qu'il doit pouvoir accéder à tous les progrès médicaux, quels que soient leurs coûts. Il en résulte chaque année un

déficit de plusieurs milliards d'euros. Cet ouvrage tente ainsi de montrer que la solidarité et la liberté ne doivent pas faire oublier la responsabilité.
(25.00 euros, 254 p.)
ISBN : 978-2-343-11759-1, ISBN EBOOK : 978-2-14-003329-2

AMBROISE PARÉ
Chirurgien des soldats et des rois (1510-1590)
Pélissier Edouard
Dans le contexte historique du XVIe siècle, ce livre relate les épisodes les plus épiques de la vie d'Ambroise Paré, chirurgien de guerre né vers 1510 et mort en 1590. Simple barbier, devenu chirurgien du roi, il a servi dans les armées de François Ier, de son fils Henri II, puis successivement avec les trois fils que celui-ci aurait eus avec Catherine de Médicis. Il a opéré des milliers de soldats et de capitaines, de grands du Royaume de France et d'ailleurs, ainsi que les rois eux-mêmes.
(Coll. Acteurs de la Science, 19.00 euros, 178 p.)
ISBN : 978-2-343-11434-7, ISBN EBOOK : 978-2-14-003178-6

MARIANNE ET HIPPOCRATE DANS LA TOURMENTE SECTAIRE
Wolf Jean-Luc
Que faire face à un patient attiré par une secte, adepte ou ex-adepte d'une secte ? Le médecin peut-il lui apporter un soutien médical, psychologique ou social ainsi qu'à sa famille ? Peut-il lui aussi devenir un gourou ou membre influent d'une secte en recrutant des adeptes par l'emprise qu'il peut avoir sur les patients ? Si ce livre se veut utile au praticien dans son exercice en proposant des moyens pour la prise en charge du patient, il permet également à tous d'appréhender le fonctionnement d'une secte, véritable état totalitaire, et les conséquences possibles sur la santé des adeptes.
(Coll. L'Éthique en mouvement, 27.00 euros, 260 p.)
ISBN : 978-2-343-11006-6, ISBN EBOOK : 978-2-14-003163-2

AUTISME ET MUSIQUE
Un duo harmonieux
Dorocq Françoise, Bossut Raymond Préface de Pascal Amoyel
Alors jeune professeure de musique, l'auteure de cet ouvrage rencontre l'autisme au travers d'une jeune élève qui s'appelle Victoire. L'adolescente ne parle pas. Tout changement, pour elle, est une angoisse : elle est paralysée par ce piano qu'elle découvre. Formidable témoignage, ce livre, écrit après vingt-cinq ans au service des personnes autistes, restitue l'émotion et le drame que vivent les familles. Et toujours aussi indignée par l'immense difficulté posée par l'accompagnement de ce handicap.
(14.50 euros, 128 p.)
ISBN : 978-2-343-11486-6, ISBN EBOOK : 978-2-14-003202-8

PHILOSOPHIE ET MÉDECINE
Scherpereel Philippe
La médecine est intimement liée à la philosophie en un dialogue permanent. Ce rapport n'est pas exclusif car bien d'autres composantes des sciences humaines,

la sociologie, l'anthropologie, le droit, la psychologie, entre autres, côtoient la médecine. Cependant, médecine et philosophie demeurent autonomes, même si la pratique médicale rend les deux nécessaires. Cet ouvrage revient sur les perspectives du devenir de la condition humaine, qui, transformées par les nouvelles technologies, vont bouleverser l'approche philosophique de la médecine, la rendant plus indispensable que jamais.
(Coll. Médecine à travers les siècles, 18.00 euros, 170 p.)
ISBN : 978-2-343-11439-2, ISBN EBOOK : 978-2-14-003158-8

LOI NATURELLE ET PROCRÉATION MÉDICALEMENT ASSISTÉE
Questions fondamentales de bioéthique et d'éthique biomédicale
Onambele Luc - Préface de Thierry Collaud
Cet ouvrage analyse, d'une part, l'enchantement devant les prouesses techniques qui suscitent des espoirs contre la stérilité et l'infertilité et, d'autre part, les angoisses générées par le spectre de la déshumanisation de l'enfant issu de ces techniques. Mais la solution la plus efficiente contre l'infertilité et la stérilité n'est-elle pas la prévention et non le recours à la procréation artificielle. Le corps humain posséderait une intelligibilité, un ordre, une finalité, qui constituerait son bien propre, sa loi naturelle. Obéir au langage du corps réduirait considérablement l'incidence de l'infertilité.
(32.00 euros, 308 p.)
ISBN : 978-2-343-10702-8, ISBN EBOOK : 978-2-14-002605-8

LA CHIROPRAXIE
Une méthode reconnue et méconnue
Jolliot Chantal - Préface de Pierre Erny
Cet ouvrage se propose de faire connaître la chiropraxie et de participer à la compréhension de cette pratique et à son évolution. Les chiropracteurs jouissent dorénavant d'un statut officiel dans toutes les régions du monde et pourtant subsistent des jugements bien éloignés des caractéristiques de cette méthode de soin. Le lecteur trouvera dans cet ouvrage les principes fondamentaux et la théorie sur laquelle repose cette pratique. Un glossaire et une chronologie complètent cette présentation.
(14.00 euros, 120 p.)
ISBN : 978-2-343-11020-2, ISBN EBOOK : 978-978-2-14-002726-0

LES PRATICIENS DU TOUCHER THÉRAPEUTIQUE
Vers une éducation et une formation professionnelles
Leclercq Patrick
Cet ouvrage explore l'histoire du toucher thérapeutique dans ses rapports au savoir-faire, au savoir expérimental et au savoir-être. Il s'intéresse à l'histoire des connaissances de la main et au développement des pédagogies sur le sensoriel, la sensibilité et le sensible, enfin il met en perspective les enseignements des pratiques aussi diverses que sont la masso-kinésithérapie, l'ostéopathie, la chiropraxie.
(45.00 euros, 572 p.)
ISBN : 978-2-343-10872-8, ISBN EBOOK : 978-2-14-002680-5

L'EMPRISE DE POIDS
Initiation au *body-building*
Perera Éric – Préface de Taïna Kinnunen
À travers cet ouvrage, l'auteur nous plonge dans l'univers du body-building. Son immersion dans une salle de musculation du Sud de la France lui permet de porter un regard sur les manières de «fabriquer» du muscle. Comment des sensations qu'il percevait comme négatives sont apprises et transmises comme positives ? Il nous livre les étapes de son initiation menée sous forme d'observation participante, guidé par son coach qui impose son autorité et son savoir-faire au cours des séances d'entraînement.
(Coll. Mouvements des Savoirs, 22.00 euros, 214 p.)
ISBN : 978-2-343-11090-5, ISBN EBOOK : 978-978-2-14-002825-0

LA MARCHANDISATION ACTUELLE DU CORPS HUMAIN
De Puytorac Pierre, Artusse Auriane
La marchandisation du corps humain est plus que jamais d'actualité avec le marché des pièces détachées du corps, le commerce des brevets et le marché du corps vivant. Les déclarations et réglementations sur les droits des personnes ne parviennent alors pas à empêcher les inégalités économiques et d'accès aux soins de santé entre les pays pauvres et les pays riches, celles-ci étant aggravées par les biotechnologies. Un biologiste et une juriste collaborent ici pour faire une synthèse précise et accessible à tous de ces différents sujets.
(13.50 euros, 114 p.)
ISBN : 978-2-343-10732-5, ISBN EBOOK : 978-978-2-14-002715-4

LE SYNDROME D'EHLERS-DANLOS À TRAVERS QUATRE GÉNÉRATIONS D'UNE FAMILLE
«La Dame en bleu» Témoignage autobiographique
Burner-Lehner Virginie - Préface de Claude Hamonet (professeur émérite, docteur en anthropologie sociale, médecin à l'Hôtel Dieu, Paris)
Le syndrome d'Ehlers-Danlos est une maladie génétique, orpheline et méconnue du corps médical. Avec ce récit, Virginie Burner-Lehner décrit le combat et la souffrance de quatre générations de membres de sa famille. Cet ouvrage contribuera à mieux faire connaître cette maladie et à aider toutes les autres personnes concernées. Cette nouvelle édition est enrichie d'une préface actualisée du Pr Hamonet et d'une nouvelle préface de l'auteur rendant compte des évolutions et perspectives.
(Coll. Récits de vie, série Santé et Maladie, 23.50 euros, 218 p.)
ISBN : 978-2-343-10565-9, ISBN EBOOK : 978-2-14-002606-5

L'HARMATTAN ITALIA
Via Degli Artisti 15; 10124 Torino
harmattan.italia@gmail.com

L'HARMATTAN HONGRIE
Könyvesbolt ; Kossuth L. u. 14-16
1053 Budapest

L'HARMATTAN KINSHASA
185, avenue Nyangwe
Commune de Lingwala
Kinshasa, R.D. Congo
(00243) 998697603 ou (00243) 999229662

L'HARMATTAN CONGO
67, av. E. P. Lumumba
Bât. – Congo Pharmacie (Bib. Nat.)
BP2874 Brazzaville
harmattan.congo@yahoo.fr

L'HARMATTAN GUINÉE
Almamya Rue KA 028, en face
du restaurant Le Cèdre
OKB agency BP 3470 Conakry
(00224) 657 20 85 08 / 664 28 91 96
harmattanguinee@yahoo.fr

L'HARMATTAN MALI
Rue 73, Porte 536, Niamakoro,
Cité Unicef, Bamako
Tél. 00 (223) 20205724 / +(223) 76378082
poudiougopaul@yahoo.fr
pp.harmattan@gmail.com

L'HARMATTAN CAMEROUN
TSINGA/FECAFOOT
BP 11486 Yaoundé
699198028/675441949
harmattancam@yahoo.com

L'HARMATTAN CÔTE D'IVOIRE
Résidence Karl / cité des arts
Abidjan-Cocody 03 BP 1588 Abidjan 03
(00225) 05 77 87 31
etien_nda@yahoo.fr

L'HARMATTAN BURKINA
Penou Achille Some
Ouagadougou
(+226) 70 26 88 27

L'HARMATTAN SÉNÉGAL
10 VDN en face Mermoz, après le pont de Fann
BP 45034 Dakar Fann
33 825 98 58 / 33 860 9858
senharmattan@gmail.com / senlibraire@gmail.com
www.harmattansenegal.com

www.ingramcontent.com/pod-product-compliance
Lightning Source LLC
LaVergne TN
LVHW010021081026
849535LV00016B/2585
* 9 7 8 2 3 4 3 1 2 9 0 4 4 *